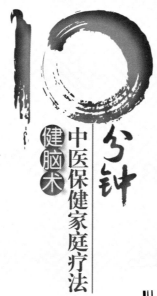

健脑术 10分钟中医保健家庭疗法

主　编　郭长青　刘乃刚

编　委　陈幼楠　冯　涛　郭　妍

曹榕娟　金　燕　钟鼎文

张慧方　周鸯鸯　张学梅

尹　萍　宋美扬

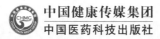

中国健康传媒集团

中国医药科技出版社

# 内容提要

本书是《10分钟中医保健家庭疗法系列丛书》之一。全书共分为五章，分别介绍了各种各样的健脑术、按摩健脑术、手疗健脑术、健脑运动操和气功健脑术等内容，附录部分则介绍了食疗益智方法和穴位参考图。各部分内容均力求简便易懂，高效实用，并配以精美的插图，以求形象直观，便于读者理解运用，希望能给大众日常保健治疗提供指导和帮助，使人们能够更加精力充沛地工作和生活。

## 图书在版编目（CIP）数据

10分钟中医保健家庭疗法健脑术 / 郭长青，刘乃刚主编 . — 北京：中国医药科技出版社，2020.4

（10分钟中医保健家庭疗法系列丛书）

ISBN 978-7-5214-1604-6

Ⅰ . ① 1… Ⅱ . ①郭… ②刘… Ⅲ . ①脑—保健—针灸疗法 ②脑—保健—推拿 Ⅳ . ① R24

中国版本图书馆 CIP 数据核字（2020）第 026526 号

**美术编辑** 陈君杞
**版式设计** 锋尚设计

出版 中国健康传媒集团 | 中国医药科技出版社
地址 北京市海淀区文慧园北路甲 22 号
邮编 100082
电话 发行：010-62227427 邮购：010-62236938
网址 www.cmstp.com
规格 710×1000mm ¹/₁₆
印张 11
字数 142 千字
版次 2020 年 4 月第 1 版
印次 2020 年 4 月第 1 次印刷
印刷 三河市万龙印装有限公司
经销 全国各地新华书店
书号 ISBN 978-7-5214-1604-6
定价 39.00 元

获取新书信息、投稿、为图书纠错，请扫码联系我们。

# 总 前 言

　　随着社会的日益进步和人们工作生活节奏的加快，人们的生活状态和疾病谱发生了很大变化。社会生产力的提高使人们的物质生活得到了极大满足，同时紧张的生活节奏和工作习惯也使人们产生一系列健康问题，比如慢性疲劳、头痛、腰痛、胃痛等。为了帮助现代人使用最少的时间科学合理地解决这些问题，我们特别组织有关专家编写了这套《10分钟中医保健家庭疗法系列丛书》。

　　本套丛书共6本，包括《10分钟中医保健家庭疗法美容术》《10分钟中医保健家庭疗法健脑术》《10分钟中医保健家庭疗法疲劳消除术》《10分钟中医保健家庭疗法头痛缓解术》《10分钟中医保健家庭疗法腰腿痛缓解术》《10分钟中医保健家庭疗法胃痛缓解术》。为了增强此套书的可读性、实用性，我们尽可能做到文字通俗易懂，方法简便实用，内容充实全面，希望对广大读者有所裨益。

郭长青

2019 年 10 月

# 编写说明

  大脑是人体的高级神经中枢，是生命活动的指挥中心，人体的一切活动都是由大脑控制完成的。

  随着社会的进步和现代科技的广泛应用，人们需要更加聪明的大脑来从事繁重的脑力劳动，这极易造成脑疲劳。健脑术就是通过各种有效的方法充分调动大脑潜能，缓解大脑疲劳，使人们以更加充沛的脑力从事各种工作。为了帮助人们适应现代社会的快节奏生活，满足人们的健脑要求，我们特组织有关专家收集整理了一些操作简便且疗效较好的健脑术奉献给大家。

  本书是《10分钟中医保健家庭疗法系列丛书》中的一本，全书共分为5章，分别介绍了按摩健脑术、手疗健脑术、健脑运动操、气功健脑术及其他健脑术，附录部分则介绍了食疗益智方法并附有穴位参考图。各部分内容均力求简便易懂，配以精美的插图，以求形象直观，便于读者理解运用。

郭长青

2019 年 10 月

# 目 录

◎

Contents

## 第二章　手疗健脑术　　　　035

**Chapter {2}**

## 第三章　健脑运动操　　　　061

**Chapter {3}**

第四章　气功健脑术　093

Chapter
{ 4 }

Chapter

{ 1 }

第一章

# 按摩健脑术

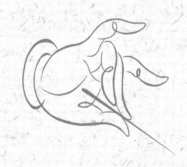

# 一、10 分钟指压穴位健脑术

## （一）指压穴位健脑的机制

指压穴位健脑法，是指用手指压迫人体的特定穴位，通过经络将刺激传导到有关的脏腑，以疏通经络、调理脏腑、增智益聪的方法。

按中医学的观点，人的聪明智慧与心、脑、肾三者有关。早在春秋战国时期，医学家就提出"心主神志"这一观点。这是因为心具有主血脉的功能，人的意识思维属于精神活动，产生于脑，但必须依赖心脏所主持的血液供养。

在"心主神志"理论产生的同时，人们也认识到脑与人的记忆、思维、语言功能相关。明代著名医药学家李时珍说："脑为元神之府。"提示脑主人的精神意识思维活动。清代医学家王清任还有"灵机记性在脑"的说法，把记忆、灵感等精神活动归属于人的大脑。脑为人身之"髓海"，藏有受肾化生的精髓，供给思维意识活动以充足的营养。

除心、脑外，经络在认知、记忆、思维活动中也起着重要作用。一方面，经络沟通表里、联系内外，协助心、脑完成认识、思维、应答等一系列活动。《灵枢》说："所以任物者谓之心。"心主宰神志，它通过眼、耳、口、鼻等感觉器官获得外界信息，并对外界刺激及时做出应答反应。但心深藏于机体之内，其与外界的联系需要由经络的传导作用来完成。经络中的经气在全身循行不息，如环无端。它既能到达头面五官，又能伏行于五脏，从而将机体浅表与内脏联系起来，协助心脏完成感知外界事物并及时做出应答的过程。另一方面，经络还能协调心、脑、肾三个器官的功能活动，使心肾相交，心脑合一，共同主宰意识思维活动。在人体的12条正经和8条奇经中，足太阳膀胱经及督脉与大脑直接相通，其他的经脉通过目系、鼻系、耳系等间接地与大脑相连。同时，经脉之间又互相络属，与心经、肾经相通。如足太阳膀胱经在头部入络脑，在腰部入络肾；手少阴心经起于心中，在面部循目系入脑等。通过经络，心、脑、肾三个器官联系起来，成为一个有机的整体，共同发挥生理功能。

## （二）益智健脑穴位分类

每条经络上都分布着为数众多的穴位，这些穴位具有不同的治疗效应，指压益智正是通过刺激这些穴位达到益智目的。这些穴位按其功能分为四类。

**①　补心益智类**

补心益智类穴位主要分布在手少阴心经、手厥阴心包经、足太阳膀胱经、足太阴脾经、足阳明胃经、手太阳小肠经上。常用穴有神门、大陵、中冲、劳宫、内关、通里、后溪、心俞、脾俞、三阴交、大横、足三里等。

**②　健脑益髓类**

健脑益髓类穴位主要分布在任脉、督脉、足少阴肾经、足太阳膀胱经上。常用穴有大椎、百会、神庭、人中、风府、哑门、天柱、玉枕、委阳、膏肓俞、太溪、涌泉、大钟、关元、中极等。

**③　调肝健脑、平肝息风类**

足厥阴肝经与督脉会于头顶，其支脉入络于脑，经气与脑相通；足少阳胆经与肝经相表里又走于头，所以二经穴位可以调肝健脑，平肝熄风。常用穴有阳陵泉、风池、完骨、太冲等。例如风池、完骨等穴，位近于脑，指压这些穴位，即可改善大脑供血，增强记忆力，对于精神疲劳、记忆不佳有特效。

**④　活血化瘀、化痰开窍类**

化痰开窍类穴位可取丰隆、中脘、足三里、鸠尾等穴，既可化痰又兼宁心。活血化瘀类常用百会、心俞、膈俞、膻中、外关、太渊、合谷等穴。该类穴具有行气活血和宁心安神双重作用。有趣的是，有的穴位是根据其益智功效命名的。如在头顶"百会"穴的周围有"四神聪"穴，指压该穴位，可开窍益智，使神志清醒、耳目聪明。

### （三）常用益智穴的特点

**1** 分布规律

　　常用益智穴遍及督、任、心、肝、脾、肾、膀胱、胆、大小肠诸经，但并非这些经脉的所有穴位都有益智作用。常用益智穴主要分布于头颈、脊背、四肢末端，这些部位经穴调节经脉气血作用较强，可起到调神益智作用。

**2** 作用特点

　　常用益智穴分布于多条经脉，有补益心脾、健脑益髓、疏理肝胆、化痰逐瘀等多方面的作用。（见表1）

**表1　常用益智穴的定位**

| 分类 | 归经 | 穴名 | 取穴 |
|---|---|---|---|
| 健脑益髓类 | 督脉 | 大椎 | 第7颈椎棘突下 |
| | | 百会 | 耳尖直上，头顶正中 |
| | | 神庭 | 前发际正中直上0.5寸 |
| | | 人中 | 在人中沟上1/3与中1/3交界处 |
| | | 风府 | 后发际正中直上1寸 |
| | | 哑门 | 后发际正中直上0.5寸 |
| | 膀胱经 | 玉枕 | 后发际正中直上2.5寸，旁开1.3寸 |
| | | 天柱 | 后发际正中直上0.5寸，旁开1.3寸 |
| | | 委阳 | 腘横纹外端，股二头肌腱内 |
| | | 膏肓俞 | 第4胸椎棘突下，旁开3寸 |
| | | 肾俞 | 第2腰椎棘突下，旁开1.5寸 |
| | 肾经 | 太溪 | 内踝高点与跟腱之间凹陷中 |
| | | 大钟 | 太溪穴下0.5寸稍后，跟腱内缘 |
| | | 涌泉 | 于足底前1/3，足趾跖屈时呈凹陷处 |

续表

| 分类 | 归经 | 穴名 | 取穴 |
|---|---|---|---|
| 健脑益髓类 | 任脉 | 中极<br>关元 | 脐下4寸<br>脐下3寸 |
| | 胆经 | 绝骨 | 外踝高点上3寸，腓骨后缘 |
| 补益心智类 | 心经 | 神门<br>通里 | 腕横纹尺侧端，尺侧腕屈肌腱桡侧凹陷中<br>腕横纹上1寸，尺侧腕屈肌腱桡侧 |
| | 心包经 | 大陵<br>中冲<br>内关<br>劳宫 | 腕横纹中央，掌长肌腱与桡侧腕屈肌腱之间<br>中指尖端的中央<br>腕横纹上2寸，掌长肌腱与桡侧腕屈肌腱之间<br>第2、3掌骨之间，握拳中指尖下 |
| | 小肠经 | 后溪 | 握拳，第5指掌关节后尺侧，横纹头赤白肉际 |
| | 任脉 | 巨阙 | 脐上6寸 |
| | 膀胱经 | 心俞<br>脾俞 | 第5胸椎棘突下，旁开1.5寸<br>第11胸椎棘突下，旁开1.5寸 |
| | 脾经 | 三阴交<br>大横 | 内踝高点上3寸，胫骨内侧面后缘<br>脐中旁开4寸 |
| | 胃经 | 足三里 | 髌骨下缘下3寸，胫骨前嵴外一横指 |
| 调肝健脑、平肝息风类 | 膀胱经 | 肝俞<br>胆俞 | 第9胸椎棘突下，旁开1.5寸<br>第10胸椎棘突下，旁开1.5寸 |
| | 肝经 | 太冲 | 足背，第1、2跖骨结合部前凹陷中 |
| | 胆经 | 阳陵泉<br>风池<br>目窗 | 腓骨小头前下方凹陷中<br>胸锁乳突肌与斜方肌之间凹陷中<br>瞳孔直上，发际上1.5寸 |
| | 三焦经 | 翳风 | 乳突前下方，平耳垂后下缘凹陷中 |

续表

| 分类 | 归经 | 穴名 | 取穴 |
|---|---|---|---|
| 活血化瘀、化痰开窍类 | 督脉 任脉 | 百会 | 耳尖直上，头顶正中 |
| | | 膻中 | 前正中线，平第4肋间隙 |
| | | 中脘 | 脐上4寸 |
| | | 鸠尾 | 剑突下，脐上7寸 |
| | 膀胱经 | 心俞 | 第5胸椎棘突下，旁开1.5寸 |
| | | 膈俞 | 第7胸椎棘突下，旁开1.5寸 |
| | 胃经 | 丰隆 | 外踝高点上8寸，条口穴外1寸 |
| | | 足三里 | 髌骨下缘下3寸，胫骨前嵴外1横指 |
| | 大肠经 | 合谷 | 手背，第1、2掌骨之间，约平第2掌骨中点 |
| | 肝经 | 太冲 | 足背，第1、2跖骨结合部前凹陷处 |
| | 三焦经 | 外关 | 腕背横纹上2寸，桡骨与尺骨之间 |

## （四）指压穴位的方法

### 1 选取穴位

根据表1介绍的益智健脑穴位的取穴方法，参照穴位图取穴。由于个人胖瘦不同、体表特征各异，在取穴时可能选不准，这时施术者应移动手指，变换指压力度，试着选取穴位。

### 2 指压穴位

每次施术可选取两个穴位，以指压后有得气感，受术者能承受为度。一般持续10分钟左右。此法操作简便，可随时随地施行。

## 二、10 分钟耳穴压丸益智法

### （一）健脑益智的耳穴

耳穴压丸益智法，是指将一些小丸样什物（如王不留行籽、白芥子、绿豆等）放置在耳部的某些穴位上，敷盖胶布，定时用手指压揉10分钟，通过这样的刺激作用，达到益智效果的方法。

经络学说认为，与脏器相对应的穴位在耳郭上的分布恰似一个头部向下、臀部向上，倒置着的胎儿，耳垂对应人的面部、五官，耳甲艇部对应人的躯干（包括心、脾、胃、肠等）。（图1-1、图1-2）

不少耳穴是通过寻找敏感点、压痛点或良导点，在结合临床疗效的基础上发现的，其中一些穴位用现代医学的名称进行命名，如内分泌、皮质下等。目前发现的与健脑益智有关的耳穴主要有神门、脑干等。（图1-3）

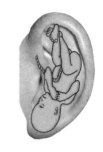

图 1-1 耳郭倒胚示意图

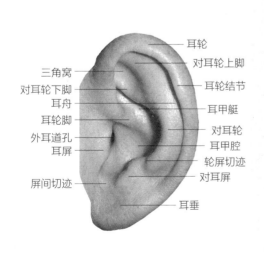

图 1-2 耳郭正面解剖名称

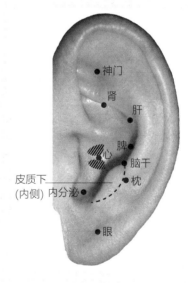

图 1-3 健脑益智的主要耳穴

心：有宁心安神，调和营卫，清心除烦之功。

肝：有疏肝解郁，祛风明目，柔筋养血之功。

脾：有主运化，生营血，养肌肉，补益心脾之功。

肾：有填精壮肾，补阳益智之功。

神门：有清心泻火，镇静安神之功。

皮质下：有安神定志之功。

脑干：有补精益髓，镇惊熄风之功。

枕：有镇惊安神之功。

眼：有益视却疾之功。

与脏腑相对应的穴位在耳部的分布如图所示。（图1-4）

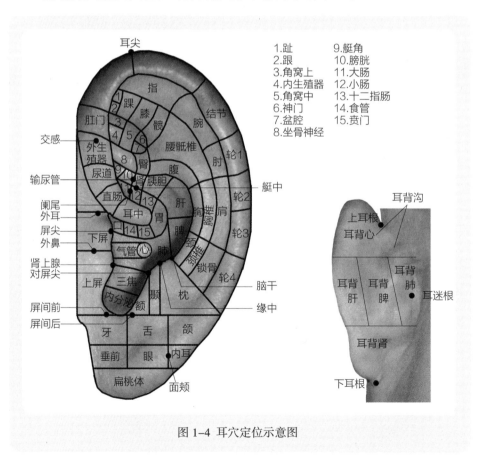

1.趾　　9.艇角
2.跟　　10.膀胱
3.角窝上　11.大肠
4.内生殖器　12.小肠
5.角窝中　13.十二指肠
6.神门　14.食管
7.盆腔　15.贲门
8.坐骨神经

图1-4 耳穴定位示意图

## （二）耳穴压丸益智处方

该处方具有养心安神、补肾健脑、益智增记等功效，能提高青少年智力，提升思维、记忆等能力。先在耳穴上找准心、肾、脑干、皮质下、内分泌等穴，后用探针或圆珠笔尖按压痛点。然后用75%的酒精棉球将耳郭去污，用镊子夹住药丸胶布，对准所取穴位贴住，每穴连续按压10次，每天按10分钟。隔周换压另一侧耳穴，每次按压以耳部出现酸、胀、痛感为度。

本处方提到的反应点通常无固定部位，常因人而异。以器物探测耳部，其压痛处即为反应点。

耳穴压丸益智法具有方法简便、作用持久等优点。一般只要找准穴位，自己便能操作，坚持数周或数月往往能收到良好的益智效果。

# 三、10分钟推拿耳郭健脑术

## （一）推拿耳郭健脑的机制

耳郭，俗称"耳朵皮"，它不仅是听觉器官的组成部分，而且是"宗脉之所聚"，与全身经络及五脏六腑关系密切。现代生理学研究证明，耳郭与人体各部存在着一种生理性的内在联系。当人体患病时，耳郭上就出现相应部位的敏感点，刺激这些敏感点，可以起到健脑益智、治疗疾病的作用。

## （二）推拿耳郭的方法

**1** 掩耳弹枕

两手掌心紧按捂两耳道（指尖向后），两手食指压弹中指，鸣击后脑枕骨（小脑部）15次，然后反复按抬手掌嗡隆震响15次。重复此动作2分钟。（图

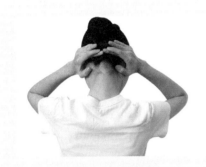

图 1-5 掩耳弹枕 1

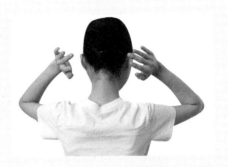

图 1-6 掩耳弹枕 2

1-5、图1-6）

**②** 旋耳孔

将两手食指（指甲要修平）分别轻轻插入两侧外耳孔，如同拧螺丝一样，前后来回转动。重复此动作2分钟。（图1-7）

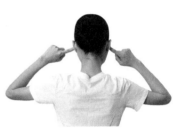

图 1-7 旋耳孔

**③** 擦耳郭

两手掌心分别沿两侧耳郭前后方向来回推擦。重复此动作1分钟，以耳郭发热为好。（图1-8）

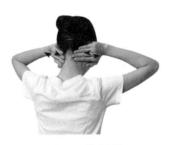

图 1-8 擦耳郭

**④** 揉耳垂

两手拇指指腹和食指内侧分别夹取双侧耳垂，进行有节奏地揉按。重复此动作2分钟。（图1-9）

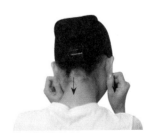

图 1-9 揉耳垂

⑤ 提耳轮

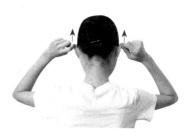

用双手拇指指腹和食指内侧缘同时夹取两
侧耳轮（耳郭最外圈的卷曲部位），顺时针提
拉（提拉的力量以不使耳郭感觉疼痛为宜）旋
转15圈，再逆时针提拉旋转15圈。（图1-10）

图 1-10 提耳轮

⑥ 按痛点

先在耳郭前侧寻找痛点，如找不到痛点，找到本人觉得最敏感的穴点也可。再
用食指尖按压痛点或敏感点2分钟，按压力量以按压处有轻度胀痛感为宜。

推拿耳郭健脑法简单易行，尤其适合中老年人。每日坚持推拿1次，能调
节神经系统功能，收到健脑益智的效果。

# 四、10分钟摩足健脑术

## （一）摩足前的准备

摩足健脑法是通过按摩两脚经络的穴位，刺激神经末梢与"压觉点"（人
体某器官反应在脚底的相应部位），从而达到健脑目的的保健方法。中医学认
为，脚是足三阳经和足三阴经的交接部位，经常按摩可以起到健脑益智、畅通
周身血气的作用。

在进行摩足之前，应先将两脚放在热水中洗净。洗净擦干后，按以下顺序
进行按摩。

## （二）摩足的方法

① 推摩全足

坐位。一脚盘架于另一侧大腿上，一手贴附足背，另一手贴附足底，两掌

同时反复摩足约1分钟。（图1-11）

**② 循经摩足**

以右脚为例，右掌放于外踝，拇指贴附在足阳明胃经处，中指贴附在足外侧足太阳膀胱经处；左手掌放于内踝，拇指贴附在足背的前内侧足厥阴肝经处，食指贴附在足内侧足太阴脾经处，中指贴附在足底足少阴肾经处。两手同时用力，由足踝至足趾反复搓擦1分钟。按摩左脚时，应将右手掌放于内踝，拇指循肝经，食指循脾经，中指循肾经；左手掌放于外踝，拇指循胃经，食指循胆经，中指循膀胱经，往返推擦约1分钟。（图1-12）

**③ 搓擦足背**

足趾前屈，足背绷紧，先以同侧手掌的四指推擦足背，往返推擦足踝至足趾20次，再用对侧手掌，横向推擦20次。时间各为1分钟。

**④ 搓擦涌泉**

先以对侧手掌的四指推擦涌泉穴30次，再用对侧手掌的小鱼际搓擦涌泉穴30次。

**⑤ 按摩足趾**

先依次牵拉、屈伸、摇动每个足趾，再反复揉捏足趾约1分钟。

**⑥ 按压脚底**

双手握住脚掌，用两手食指、中指按压脚底1分钟。

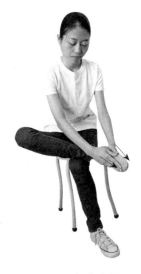

图 1-11 推摩全足

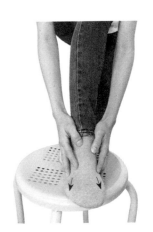

图 1-12 循经摩足

**7** 揉捏足跟

以多指反复揉捏足跟以及跟腱部约1分钟。

**8** 推按足底

用对侧手掌在足底进行四指推按，约1分钟。人体脚底"压觉点"详见下图。（图1-13~图1-17）

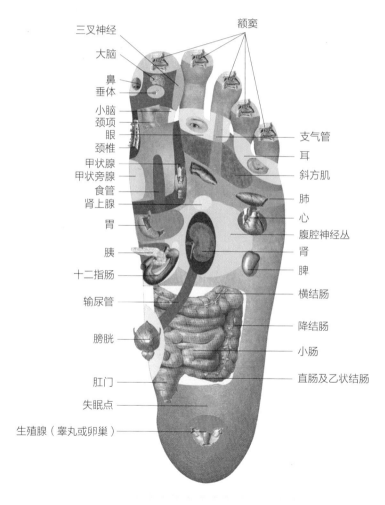

图1-13 足反射区－左足底部

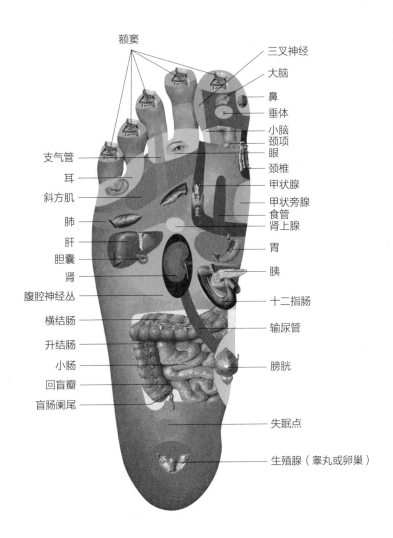

额窦
三叉神经
大脑
鼻
垂体
小脑
颈项
眼
颈椎
甲状腺
甲状旁腺
食管
肾上腺
胃
胰
十二指肠
输尿管
膀胱
失眠点
生殖腺（睾丸或卵巢）

支气管
耳
斜方肌
肺
肝
胆囊
肾
腹腔神经丛
横结肠
升结肠
小肠
回盲瓣
盲肠阑尾

图1-14 足反射区 - 右足底部

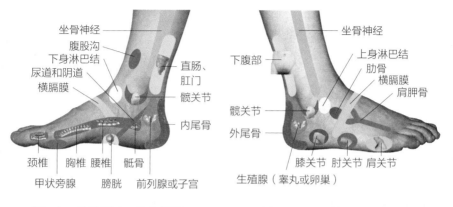

坐骨神经
腹股沟
下身淋巴结
尿道和阴道
横膈膜
直肠、肛门
髋关节
内尾骨
颈椎 胸椎 腰椎 骶骨
甲状旁腺 膀胱 前列腺或子宫

图 1-15 足反射区 – 足内侧部

下腹部
坐骨神经
上身淋巴结
肋骨
横膈膜
肩胛骨
髋关节
外尾骨
膝关节 肘关节 肩关节
生殖腺（睾丸或卵巢）

图 1-16 足反射区 – 足外侧部

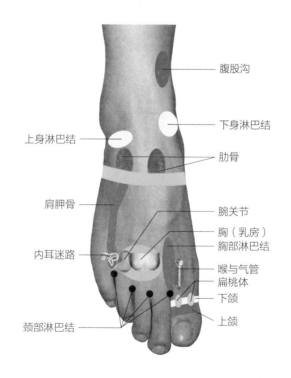

腹股沟
下身淋巴结
上身淋巴结
肋骨
肩胛骨
腕关节
胸（乳房）
胸部淋巴结
内耳迷路
喉与气管
扁桃体
下颌
上颌
颈部淋巴结

图 1-17 足反射区 – 足背部

## 五、10 分钟指压劳宫穴健脑术

### （一）指压劳宫穴健脑的机制

指压劳宫穴健脑法，是通过刺激劳宫穴消除精神疲劳，振奋精神，提高工作和学习效率的一种健脑方法。

劳宫穴是手厥阴心包经的穴位，握拳时中指尖所对应的部位就是劳宫穴。劳宫穴可以清心火、除烦躁、消除精神疲劳，所以指压劳宫穴能起到很好的振奋精神作用。

### （二）操作方法

可根据具体情况，任选一种方法随时对劳宫穴施加刺激。

1 用对侧的拇指压迫或按摩，这种方法取穴准确，用力程度易于掌握。（图1-18）

2 用中指或无名指的指尖对准手心，进行压迫和按摩刺激。

3 用在手心中玩耍的硬质物品按压手心。如随身带的打火机、核桃及老年人喜用的健身球等，都能起到适当刺激劳宫穴的作用。

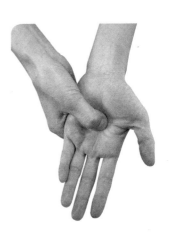

图 1-18 对侧拇指压迫劳宫穴

## 六、10 分钟醒神推运印堂法

本法可消除疲劳、祛除烦闷、调和气血、通经活络。适用于长期用脑引起的头昏头胀、记忆力减退、注意力不集中、神经衰弱和失眠等症。

### （一）推运印堂法

患者取正坐或仰卧位，操作时以四指（食指、中指、无名指、小指）指腹，自两眉正中印堂穴循督脉而上，推运至神庭穴；再从鼻尖自下而上推运至两眉之间及前额正中。也可以一手拇指放于印堂穴，其余四指附于对侧目外，以拇指内侧直推至发际。反复10分钟左右。（图1-19）

督脉有统摄全身阳气、维系一身元气的作用，头又为诸阳之会，所以推运印堂穴有调整和兴奋全身的作用。

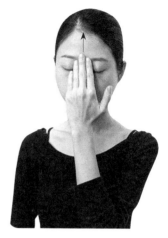

图 1-19 推运印堂法

### （二）推运前额法

患者取坐位或仰卧位，操作时以双手拇指指腹分别点运两侧太阳、颊车、耳门、听宫、听会等穴位后，再将双手拇指移回太阳穴，两手分别四指并拢，指腹贴于头部前额正中，由印堂穴沿两眉毛向外分推至太阳穴，重复3~5次。然后再沿眉毛上方的路线分推，直至前发际下，接着再以此法逐次降低路线分推，15~30次。此法操作时应双手密切配合，动作要协调。以指偏峰推理前额为主，推而移行，沉而不滞，浮而不滑地进行分推。操作中避免重力揉、捋，如用以镇静安神，手法宜更轻。（图1-20）

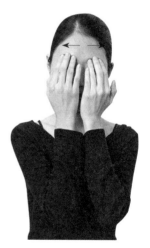

图 1-20 推运前额法

## 七、10分钟健脑按揉眉弓法

### （一）按揉眉弓有奇效

本法可使患者自感眼前豁亮、头脑轻松、精神焕发，有消除精神疲劳、镇惊安神醒脑的作用。

### （二）操作方法

患者取正坐或侧卧位，操作时以双手拇指偏峰或其他四指着力于眉内侧，起于攒竹穴，途经鱼腰穴，止于眉梢的丝竹空穴，往返推抹按揉。（图1-21）

操作中双手拇指对称并同时着力，切不可自外向内逆行。同时也可将中指分别置于两侧眉弓中点的鱼腰穴上，先由轻而重按压1~2分钟，再揉动3~5分钟。

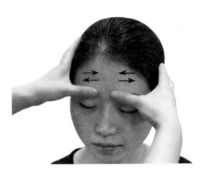

图 1-21 按揉眉弓法

用脑过度时可用此法醒脑提神，增强记忆力，提高思维能力。

## 八、10分钟健脑醒神对按太阳法

### （一）对按太阳穴的功能

太阳穴系经外奇穴，具有疏风清热之功。对按太阳穴是经络脏腑按摩流派常用手法，具有清脑明目、振奋精神、消除脑神经疲劳的作用，可用于用脑过度引起的头昏脑涨、健忘、反应迟钝等症状。

### （二）操作方法

患者取坐位或仰卧位，操作时以双手中指或拇指指腹着力于患者左右太阳穴处，轻而和缓地呈圆圈形运动，反复操作，同时用力按揉动10分钟左右。结

束手法时，以双手拇指或中指紧贴于太阳穴正中对点轻提，即运、点、揉、提合而用之，避免暴力重压。（图1-22）

用脑时间过长引起头昏、头痛、头胀时，轻柔地按揉太阳穴10分钟，可醒脑提神、解除疲劳。

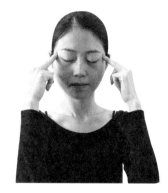

图 1-22　中指指腹按太阳穴

## 九、10分钟健脑按揉百会法

### （一）刺激百会穴可以升提人体阳气

百会穴是督脉的主穴，督脉总督一身阳气。它位于头顶正中线与两耳尖连线的交点，处于人体的最高点。刺激百合穴可以升提人体阳气，健脑安神。按揉百会法可治头痛、头昏、耳鸣、健忘、烦闷等症。

### （二）操作方法

患者取坐位或卧位，操作时以中指端着力于百会穴，拇指指腹抵于中指的二、三节间屈侧，食指指腹抵于中指二、三节背侧辅以中指。由表及里，由浅入深，垂直持续地由轻到重点按，同时轻按微颤，患者可觉从头项向背后有温热感下散而达两腿，并有气感上提。一般可按揉10分钟左右。

也可以用大拇指点按百会穴。要领同上。（图1-23）

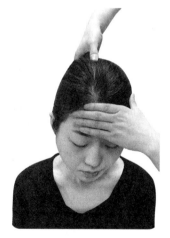

图 1-23　大拇指点按百会穴

## 十、10分钟浴头健脑术

### （一）浴头健脑法的机制

这是一种像洗头一样刺激头部的方法，它能起到促进大脑血液循环、消除精神疲劳、改善思维、提高记忆力的作用。

头部是大脑所在的位置，头部又是手足三阳经会聚的部位。所以，刺激头部，健脑作用极大。

### （二）操作方法

两手掌心按住前额，稍用力向下（盖住鼻部）擦到下颌，再翻向头后两耳上部，轻轻擦过头顶，再到前额，为1次，共擦3分钟。接着用十指指腹或指头均匀地揉搓整个头部的发根10～20次（方向不拘，如挠头状）。然后用两拇指稍用力由太阳穴附近向头部捋，其余四指随着运动，捋到头顶，即五指靠拢向下捋。到颈部，算作1次。（图1-24～图1-28）

操作时手法需灵活持续，用力均匀和缓，避免损伤毛发、皮肤，产生疼痛刺激。本法可疏通气血、安抚神经、消除疲劳、驱散困倦、防皱抗老。

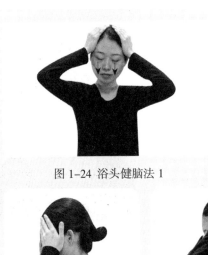

图1-24 浴头健脑法1

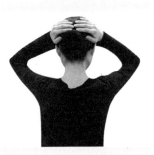

图1-25 浴头健脑法2

图1-26 浴头健脑法3

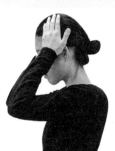

图1-27 浴头健脑法4

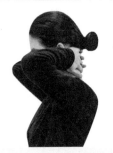

图1-28 浴头健脑法5

## 十一、10分钟健脑醒神四指归提法

### （一）四指归提法的功能

本法具有疏通定痛、聪耳明目、消除疲劳、健脑安神的作用，可治疗长期用脑引起的头晕目眩、失眠健忘、耳聋耳鸣、偏正头痛、神经痛等症，还可用于长期用脑的脑力恢复。

### （二）操作方法

患者取正坐位，操作时先将双手拇指挑起，中指随之伸直，从患者背后以虎口对准同侧耳垂，拇指端对准耳后风池穴，中指端置于太阳穴，然后四指同时用力，向内归而向上提，由表及里，持续着力。（图1-29）

操作中应取准穴位，施力由浅入深，由表及里，缓慢持续，忌用暴力。长期工作中间休息时，用本法操作数分钟，可以醒神健脑，提高工作效率。

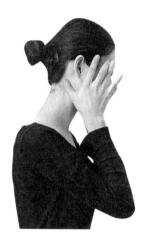

图1-29 四指归提法

## 十二、10分钟健脑五指拿推法

### （一）五指拿推法的功能

本法可消除神经疲劳，有滋阴潜阳、通经活络、明目清脑、活血止痛的功效。还可以治疗失眠、头昏、脑涨等症。

### （二）操作方法

患者取坐位或仰卧位。操作时，一手置于枕后，另一手置于前额，五指略分开，自然屈曲。五指指端各着力对准一条经脉，即督脉、左右足太阳膀胱经、左右足少阳胆经。两手对移并协调用力，抓而拿推，推而移动，一搓一拿，一推一移，缓慢持续。两手各着于5穴，前额部是左右阳白穴、左右攒竹穴和正中印堂穴；枕后部是左右风池穴、左右天柱穴和风府穴。如此持续反复操作10分钟。

## 十三、10分钟后颈按摩健脑术

### （一）后颈按摩术的机制

此法主要是通过按摩后颈部来改善大脑血液循环，增强大脑功能，提高记忆力。

后颈正中是督脉循行的部位，督脉总督一身阳气；后颈两旁是膀胱经所循行的路线，膀胱经为一身之太阳，两经均具有很好的调节脑功能的功效。

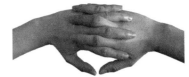

图 1-30 后颈按摩法 1

### （二）操作方法

将双手指交合起来，连同掌部一起放在后脑处，用拇指的第一节均匀地上下轻揉风池穴（胸锁乳突肌与斜方肌之间凹陷中）、天柱穴（后发际正中直上0.5寸，旁开1.3寸）。按摩时要抬起下巴，脑后仰，效果才会明显。每次按摩3秒钟，稍间歇一下，如此反复5～10次。若同时用两手中指按摩百会（两耳连线中点），更能增强疗效。（图1-30、图1-31）

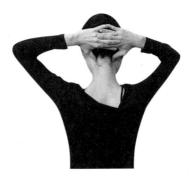

图 1-31 后颈按摩法 2

## 十四、10分钟鸣天鼓健脑术

### （一）鸣天鼓健脑术的功能

这是中国古代养生家丘处机创造的一种健脑养生的方法，可以增强听力，预防和治疗健忘症。经常习练此法，还可以起到增强记忆力的作用。

### （二）操作方法

注意力集中，舌抵
上腭，以两手捂耳，两
拇指贴紧风池穴，其余
8个指头轻轻敲击后脑
枕部15～20下。然后掌
心突然离开耳孔。（图
1–32、图1–33）

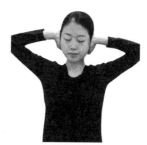 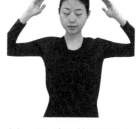

图1–32 鸣天鼓健脑法1　　图1–33 鸣天鼓健脑法2

如此掩耳弹脑，开
闭放响，反复10分钟左
右，既能改善大脑血液循环，增强记忆力，又可震动鼓膜增强听力。

## 十五、10分钟醒神干洗脸法

### （一）干洗脸可消除疲劳

本法可消除疲劳，醒神健脑。长时间伏案、开
会、讨论问题，会导致大脑疲劳而出现头昏脑涨、
记忆力减退等症，运用本法按摩，可立刻爽脑而消
除疲劳。

### （二）操作方法

以双手推运抚摩面颊，状如洗脸。患者取正坐
或仰卧位，以双手五指略并拢、稍屈曲，着力于左
右面颊，同时自上而下、旋转往返地推运，形如双
手洗脸。操作时应以双手指腹与掌心着力，掌指相

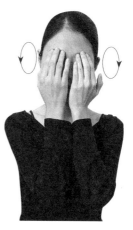

图1–34 干洗脸法

互协作，指腹以点揉为主，掌心以抚摩推运为主，可操作10分钟左右。效果一般以局部红润、微热及患者舒适爽快，精神振奋为宜。（图1-34）

## 十六、10分钟消除精神性疲劳的按摩法

### （一）精神性疲劳的诱因

精神性疲劳的诱发因素多数是用脑过度，长时间开会、学习、写作等均可导致精神性疲劳。常见症状是头昏、思维迟钝、记忆力减退等。对于精神疲劳的人，首先嘱其休息，在休息的时候对其进行按摩治疗，可有效地消除上述疲劳现象。

### （二）消除精神疲劳的按摩特点

**1** ▶ 要轻轻按抚，让患者的精神和体力彻底放松。

**2** ▶ 要避免各种强刺激，这里主要是指避免过度刺激机体的敏感点。对精神极度疲乏的人，一些不适当的刺激不但无益，而且有害，不利于患者体力和精力的恢复。

### （三）操作方法

**1** 用手轻轻抚摸额头2分钟。

**2** 让患者取有利于休息的体位（如半卧或仰卧位），再以手法抚摸其胸、腹、肩和背各约3分钟。

③ 用手类似摇篮式地轻轻摇动，使患者感到安稳、舒适，最好能让其入睡或入静。无论多么严重的精神性疲劳患者，只要入睡入静（清除杂念）几分钟，其精力会立即获得明显的恢复。对精神疲劳的人按摩，不仅手法要轻，而且手法不宜过多，体位不宜过多。但可使用摇晃装置，如摇床、吊床等使其入睡。对于入睡有困难的人，可用手掌鱼际部轻轻压迫患者的眼球，持续20~40秒，再对其进行抚摸。

## 十七、10分钟消除烦恼的按摩手法

### （一）烦恼不利于身心健康

世间没有一个人能够避免烦恼。烦恼往往影响人的身心健康，比如使人过早地头发花白、容貌憔悴，甚至引起免疫功能下降，导致疾病的突发和加重。特别是当代人类健康的大敌，如心血管疾病、高血压及各种恶性肿瘤等疾病的发生、发展，都与人的情绪有关。烦恼还会影响人际关系的融洽，甚至使人懒于学习和工作，感到生活索然乏味，对人生失去信心。烦恼给人类健康带来的危害极大，应在烦恼时主动调理情绪。按摩对于消除烦恼也能起到一定作用。

### （二）按摩手法

① 先抚摸患者肩头，轻拍患者肩背，使其安静下来，然后抚摸他的额头，持续1分钟。

② 依从患者的自然体位，对其前臂、上臂、小腿、大腿、腰部等肌群进行中等力度的按压、揉捏。持续2分钟。这种手法对消除紧张心理、使精神获得松弛具有重大作用。

③ 沿督脉、左右膀胱经、左右足少阳胆经，将患者的头发由前向后梳理

数遍，然后让患者处于舒适的仰头状态，提捏患者颈部皮肤。持续1分钟。

④ 在患者额部用大拇指指腹由攒竹穴开始往外经鱼腰、丝竹空分摩到太阳穴，然后用大拇指指腹推运印堂穴。持续操作1分钟。

⑤ 按压穴位。根据经络学说，人体的有些穴位具有安神定志的作用；按摩实践证明，双侧太阳穴、风池穴、内关穴、三阴交穴具有明显的消除烦恼的作用。因此在做全身巡回按摩时，可用拇指、食指、中指或其他点穴手法按压这些穴位。在按压穴位时，可做旋转、弹击、敲击等多种刺激动作，以使患者感到酸胀为好。按压穴位2分钟。

⑥ 交替按摩患者前后各部肌肤，并令患者取右侧卧位，做全身颤动，持续2分钟。

⑦ 按摩患者手心和脚心，以取得微痒为好。如能巧妙地使患者获得舒适的微痒，并产生会意的微笑，则能很大程度地减少其烦恼。时间持续1分钟左右。

## 十八、10分钟醒神明目法

本法有清醒头脑、消除眼睛疲劳的作用，适用于长时间看书、写字后出现的头昏、眼胀、视物不清，以及老年人视物昏花等症。

醒神明目法的具体按摩手法如下：

① 用两拇指或中指分别同时按揉患者两眼旁的攒竹、四白穴。有轻微的酸胀感即可，每穴约半分钟。（图1-35）

② 令患者仰卧或正坐，用轻揉眼眶法，以手掌大鱼际紧贴患者头面部印堂穴，做大

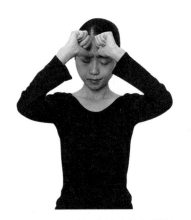

图1-35 双手拇指偏峰按揉攒竹

鱼际揉法。沿一侧眉毛缓慢地揉动到太阳穴，然后向眼下方揉移，经四白穴，由鼻梁根部向上到印堂穴，再沿另一侧眉毛揉至另一太阳穴。如此反复交替操作2分钟。（图1-36）

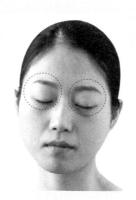
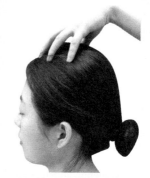

图1-36 眼眶区域　　图1-37 五指抓拿头顶

③ 嘱患者仰卧。术者坐在患者头顶前方，用两拇指并放在其前额正中，然后分别向两边推去，推至两太阳穴为止。如此反复操作1分钟。

④ 嘱患者仰卧。术者坐在患者头顶前方，用两手的大鱼际分别贴在其两侧太阳穴，然后轻松的揉动。时间约1分钟。

⑤ 嘱患者正坐。术者站其后，将5个手指分开，并微屈手指成弧形，以五指指腹分别着力于患者头顶体表，做一紧一松的抓捏按压动作，且逐渐向后移动。时间约2分钟。（图1-37）

⑥ 嘱患者正坐。用拿风池颈项、拿肩井法各操作1分钟，力量适中，不宜太重。（图1-38、图1-39）

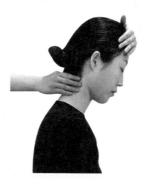
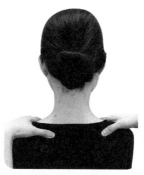

图1-38 拿风池颈项　　图1-39 拿肩井

## 十九、10分钟自我整体按摩健脑术

### （一）自我整体按摩法的功能

此套方法具有健脑安神、舒筋活血、通利关节的功效，对用脑过度、神经衰弱、失眠健忘等有一定的疗效。

### （二）操作方法

自我整体按摩共8节，采用盘膝坐位进行。

**①** 搓脚掌

左手握左踝关节，右手来回搓左脚掌前半部（以涌泉穴为中心）30次；然后右手握右踝关节，左手搓右足掌30次。（图1-40）

要求稍用力，搓至脚掌有发热感，动作缓和连贯。

**②** 揉膝

两手按于两膝髌骨上，由外向内揉动30次，然后再由内向外揉动30次。（图1-41）

要求揉动时手不离开皮肤，轻度用力，膝部感到舒适即可。

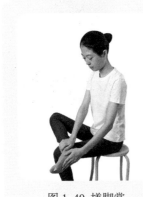
图 1-40 搓脚掌

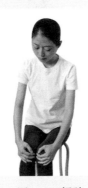
图 1-41 揉膝

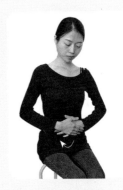
图 1-42 揉腹

③ 揉腹

一手掌叠于另一只手背上，按于腹部，以脐为中心，先顺时针方向揉腹30次；再逆时针方向揉腹30次。持续1分钟。（图1-42）

注意按腹时以不引起腹部疼痛或不适为度。

④ 抹腰

两手叉腰（四指向后），沿脊柱旁自上而下抹至臀部，共30次。如发现有压痛点，可用手指在局部按压30秒，持续1分钟左右。（图1-43）

要求抹腰时指端用力，使腰部有发热感。

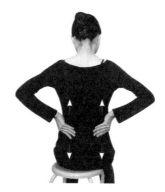

图 1-43 抹腰

⑤ 搓胸

右手平贴右季肋部，向左下方搓至左腹部，共30次；然后左手平贴，自左季肋部搓至右腹部，共30次。持续1分钟左右。

要求用手掌搓至皮肤发红。

⑥ 搓项

两手掌从左右颌下至枕部来回搓30次。要搓及耳根及风池穴，搓至皮肤发红，速度稍慢，经风池穴时指端按压数秒钟。共约1分钟。（图1-44）

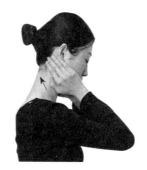

图 1-44 搓项

⑦ 梳头

两手手指稍分开、微屈，同时用力自额部梳到枕部，梳1分钟，要注意把整个头部都梳到。（图1-45）

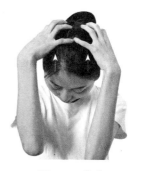

图 1-45 梳头

**8 搓手按穴**

首先，两手五指分开，手心向头，将左手掌贴在右手背上，两手手指相互交叉，搓手1分钟；然后，用右手掌贴在左手背上，五指分别插入左手五指之间，搓手1分钟；再用右手拇指先后按压神门穴、内关穴，各30秒；然后两手交换，按压神门穴、内关穴，至穴位有酸胀感为度。

## 二十、10分钟健脑自我按摩七法

### （一）自我按摩七法的功能

健脑自我按摩七法具有健脑养神和聪耳明目的功效，可以改善脑部血液循环，增加大脑的供氧量，有益于大脑皮层的功能调节，对益智健脑和增强记忆力有独到的功效。

### （二）操作方法

以风池、攒竹、太阳、百会四穴，按、擦、弹三法作用于整个头部，突出手法得气感应。具体方法如下：

**1 按摩风池**

风池是足少阳胆经穴位，位于颈后胸锁乳突肌与斜方肌之间的凹陷中。按揉风池穴可以调节脑部的供血量和脑神经细胞的功能，具有消除脑疲劳的功效。

按摩多采用按揉的方法。取坐位，用两手中指的指端附着在颈后风池穴，然后逐渐用力按压，待穴区出现酸胀得气感时，再以手指向内做环形揉动，直到酸胀得气感传至同侧前额眼区。再停留片刻，移指向下按揉颈后约1分钟。（图1-46）

### ❷ 点按攒竹

攒竹穴是足太阳膀胱经穴位，位于前额眉头凹陷中。攒竹穴具有醒神开窍、健脑明目的功效。

按摩多采用点按的手法。采用坐位，屈肘置桌上，两手半握拳，拇指伸开，以拇指指端附着在眉头下缘攒竹穴，然后两拇指逐渐用力向穴位上顶压。待穴位周围至眼区有酸胀得气感时，行气约1分钟松指。（图1-47）

### ❸ 按摩太阳

太阳是经外奇穴，位于头侧凹陷中，具有醒神、健脑、调节神经的作用。按摩多采用按揉法。采用坐位，用两手拇指指腹附着在头两侧太阳穴，逐渐加压按揉。待酸胀得气感自穴区扩散至头两侧时，再按揉1分钟。（图1-48）

### ❹ 挤按百会

百会是督脉穴位，位于耳尖在头顶连线的中点，具有健脑、补气、升阳的功效。

按摩百会多采用挤按法。采用坐位，用两手中指指面附着在百会穴，指距约2厘米，然后两指作对称挤按。待酸胀得气感扩散至头顶部，再对挤1分钟。

### ❺ 屈指按头

两手五指指关节屈曲，五指指端附着在与手同侧的发际边缘，然后五指同

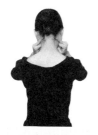
图1-46 中指按摩风池

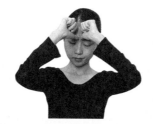
图1-47 点按攒竹

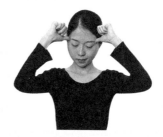
图1-48 拇指按摩太阳

时用力按压，按压时应待酸胀得气感出现后再向后移，直到按至头顶为1次。依上法操作2分钟。

**⑥ 摩面擦耳**

两手如浴面状。掌面紧贴在同侧面部，做上下往返擦动，至面部出现热感后止。然后两手掌面横置两耳，均匀用力向后推擦，回手时将耳背带向前。往返交替推擦1分钟。以两耳出现热感为好。

**⑦ 掩耳弹脑**

注意力集中，以两手捂耳，两拇指贴风池穴，其余8个指头轻轻敲击后脑枕部15～20次。然后掌心突然离开耳孔，耳内出现响声。如此掩耳弹脑，开闭放响1分钟。（图1-49、图1-50）

本法可用于日常大脑保健。对思虑过度引起的头昏脑涨、精神不振、思维迟钝等脑疲劳症状及神经衰弱也有疗效。一般可日行2次，早、晚进行。

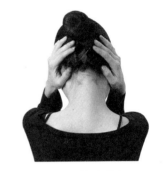

图 1-49 掩耳弹脑 1

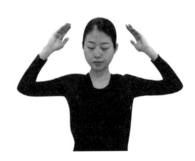

图 1-50 掩耳弹脑 2

## 二十一、10分钟醒脑提神按摩法

### （一）醒脑提神按摩法的功能

脑力劳动者在紧张的学习和长时间的工作之后，常会出现困乏无力、精神不振、视力减退、头晕头痛、反应迟钝、记忆力减退等一系列大脑疲劳的症状。此时进行醒脑提神按摩，能使精神振奋、疲劳顿消，思维能力和记忆能力也会重新活跃起来。

## （二）操作方法

**1** 热熨双目

微闭双眼，深长而细匀地呼吸，搓热两掌，将掌心轻轻贴附于两眼约15秒。反复热熨2次。（图1-51）

**2** 分摩两睑

用两手中指、食指由内向外轻轻分摩眼睑30次左右。再以食、

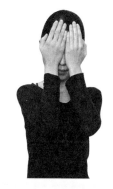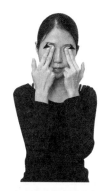

图 1-51 热熨双目　　　图 1-52 分摩两睑

中、无名3指同时轻揉丝竹空（眉梢的凹陷处）、鱼腰（眉的中心）、攒竹半分钟，最后轻快地按揉下眼眶数下。（图1-52）

**3** 抓顶提发

先用一手五指在头顶部快速抓擦，然后握住百会穴处的一束头发，以每秒4次的频率，有节奏地向上提拉64下。

**4** 松肩仰头

身体坐直，肩部放松，头尽量后仰，坚持8～15秒钟。头归正位2～3秒后再重复进行，做4～6次。

**5** 按揉太阳穴和头维穴

两手握拳，伸出拇、食指，拇指点太阳穴，食指点头维穴。两侧同

时按揉约半分钟。随后微合双眼，5秒钟后再睁目视鼻，如此视鼻3～5次。（图1-53）

**⑥ 按揉风池，推擦后枕**

先以两手食指或中指点揉两侧风池穴半分钟，再用两手四指由耳后至脑户（后发际正中直上2.5寸处）、哑门（后发际正中直上0.5寸处）等穴位，快速推擦1分钟。

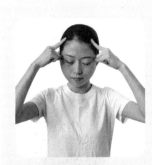

图1-53 按揉太阳穴和头维穴

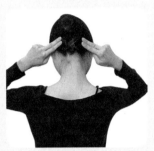

图1-54 掐压脑空

**⑦ 掐压脑空，多指擦头**

以两手的食、中两指，掐压头部两侧的脑空穴（风池穴直上1.5寸处）十余下，再用多指的指腹搓擦头皮1分钟，最后在前发际、两侧和后头部，快速抓擦数十下。（图1-54）

**⑧ 叩齿**

先叩齿32次，再深吸一口气。

**⑨ 击命门**

握拳，用虎口叩击命门30次。（图1-55）

**⑩ 五指循五经，浴面深呼吸**

用五指梳头，干洗脸30次。

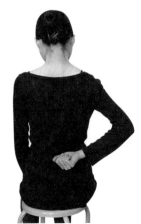

图1-55 击命门

# Chapter
{ 2 }

第二章

# 手疗健脑术

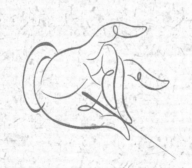

## 一、10分钟手掌刺激健脑术

### （一）刺激手掌可兴奋大脑

适当刺激手掌和手指，有兴奋大脑的作用。高桥健脑法中描述了一张图（图2-1），它标示出身体在大脑上的投影，图中可以看出手对应的部位在脑中所占比例相当大。高桥认为，要使手掌和手指自由地活动，必须有很多脑神经参加工作，反过来，使用手掌和手指对大脑是一种锻炼。

手是一个相对独立的部分，人体内脏在手掌上的反应，恰像一个胎儿仰卧在手掌上，其脏腑、组织按区分布见图2-2～图2-4。

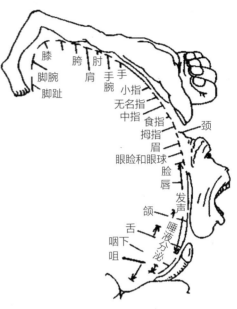

图2-1 身体在大脑上的投影

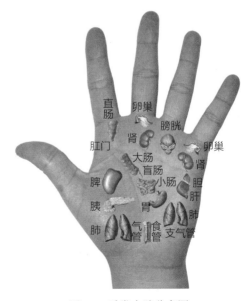

图2-2 手掌内脏分布图

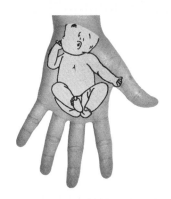 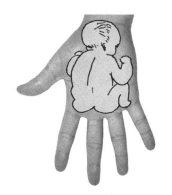

图 2-3 掌心胎儿投影图（左）　　　　图 2-4 掌心胎儿投影图（右）

从解剖学或经络理论上来看，刺激手掌或手指，有兴奋大脑和防止大脑衰老的功效。

## （二）操作方法

**1** 两手掌对搓

两掌合在一起，左掌和右掌轮番上下相互摩擦，做40～50次。约3分钟。（图2-5）

**2** 两手掌压掌

做压掌运动，两掌在胸前合十，并用力地、有节奏地轮番从左右向胸前推压。这动作也要反复做40～50次。约2分钟。（图2-6）

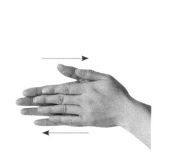 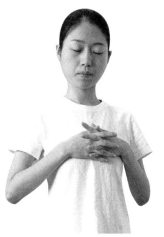

图 2-5 两手掌对搓　　　　　图 2-6 两手掌压掌

③ 紧握拇指

两手分别用4个手指握紧拇指，用力地、有节奏地反复握20～30次。约2分钟。

④ 两手互握

右手把左手的食指、中指、无名指和小指4个手指头攥在手心里，攥一下，松一下。刺激20～30次。做完再换另一只手做。约3分钟。

## 二、10分钟健脑旋转运动疗法

旋转运动疗法是指将一只球形物（如圆球、健身球、核桃、红果、菊丸等）放在手掌上使其旋转，以刺激手掌和手指，从而收到健脑益智功效的方法。

### （一）旋转运动方法

① 将一圆球置于掌心中，以五指根部用力，使之旋转，顺时针10次，逆时针10次。

② 用五指指尖托住一圆球，使其悬空而不贴住掌心旋转，顺时针10次，逆时针10次。

③ 在手心部放两个圆球，使其相互靠紧，紧贴掌心皮肤大力旋转而不落地，速度宜快，不拘次数。

④ 以两手背挤住圆球1个，使球在两手背皮肤之间滚动，速度宜适中，转动时应用力夹住球，使之不落地。不拘次数。

⑤ 以一圆球置于手背上，手前后左右倾斜，使球在手背上波动。不拘次数。

## （二）适应证

上述各种旋转运动方法，均适于治疗神经衰弱等大脑疾患，具有很好的健脑功能。

# 三、10分钟健脑刷手法

刷手运动是一种以毛刷、牙刷代替手指，对手掌各部位进行刷刺的保健方法。

## （一）刷手方法

① 以牙刷平刷食指、中指、无名指、小指指背，每指各15下。

② 以牙刷平刷食指、中指、无名指、小指指腹，每指各15下。

## （二）作用

1 增强机体的免疫功能 2 改善脏腑气血功能。

# 四、10分钟活动手指健脑术

## （一）活动手指可以大范围地兴奋脑神经

手掌和手指的功能好坏，是大脑活动的晴雨表。手掌和手指的活动同人体"司令部"——脑的功能有着直接的联系。为了完成活动手指的动作，需要在相当大的范围内使用位于脑额叶的运动神经。因此，通过调节手指的运动，可以大范围地兴奋脑神经，提高整个脑的功能。这种方法已在智力低下的幼儿训练中得到了应用。

### （二）几种行之有效的手指运动

**①** 锻炼手指的灵巧性

① 用力握拳，突然张开，手指尽量伸开，速度要快，反复训练1分钟。（图2-7、图2-8）

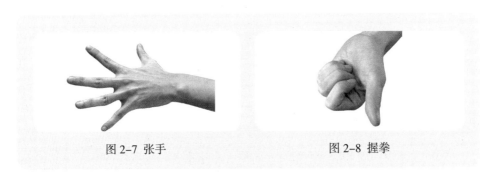

图 2-7 张手                图 2-8 握拳

② 每个指缝中夹一个乒乓球，用力挤压。维持1分钟。（图2-9）

③ 左右手各持一块面团，捏成鸡蛋大小。锻炼2分钟（图2-10~图2-13）

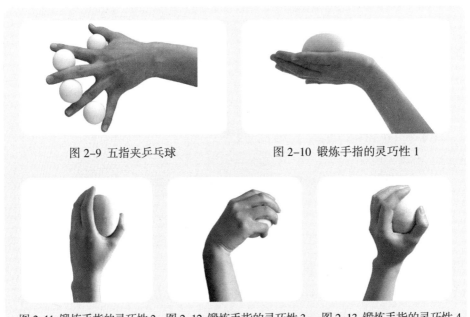

图 2-9 五指夹乒乓球                图 2-10 锻炼手指的灵巧性 1

图 2-11 锻炼手指的灵巧性 2    图 2-12 锻炼手指的灵巧性 3    图 2-13 锻炼手指的灵巧性 4

④ 放松手腕，用手指尖向一个方向划圈，然后，再换一个方向划。每个方向划半分钟。可两手同时进行，动作要快。（图2-14、图2-15）

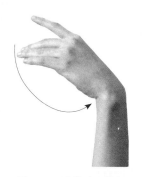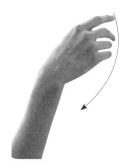

图 2-14 手指尖画圈 1　　图 2-15 手指尖画圈 2

⑤ 张开手，五指并拢。从食指开始，一个接一个地弯曲手指头，一个手指头弯曲时，其余手指保持不动；然后由小指再回到食指，左右手一起做，持续1分钟。（图2-16 ~ 图2-19）

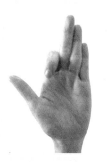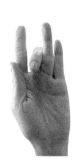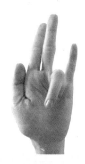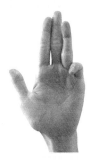

图 2-16 弯食指　　图 2-17 弯中指　　图 2-18 弯无名指　　图 2-19 弯小指

⑥ 张开手，五指并拢。从小指开始，一个接一个地分开指缝；然后从拇指开始，一个接一个地分开指缝；然后再由小指回到拇指。持续1分钟。（图2-20 ~ 图2-22）

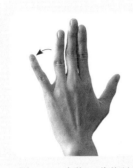
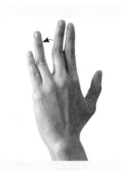
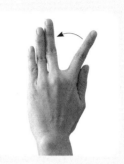

图 2-20 小指 – 分指缝　　　　图 2-21 无名指 – 分指缝　　　　图 2-22 中指 – 分指缝

⑦ 张开手，用大拇指划圈。每个方向半分钟。（图2-23、图2-24）

⑧ 从食指开始，将一支笔一个指头一个指头地送到小指，再由小指送回到食指。重复操作2分钟。（图2-25 ~ 图2-27）

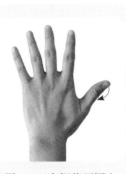
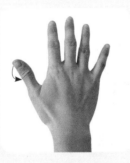
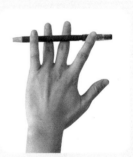

图 2-23 大拇指画圈左　　　　图 2-24 大拇指画圈右　　　　图 2-25 转铅笔 – 小指

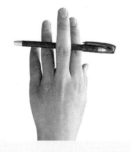
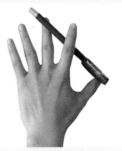

图 2-26 转铅笔 – 无名指　　　　　　　图 2-27 转铅笔 – 中指

② 非对称手指运动

1 ▶ 两手用力反复多次做握拳和伸开动作。开始，可让大拇指露在外面握拳20~30次。然后让大拇指压在其余4个手指里，再握拳20~30次，持续2分钟。

2 ▶ 伸开手掌，从拇指开始依次屈指。左右手对称做，即左手拇指与右手拇指同时做屈指运动（其余手指类推），持续半分钟。

3 ▶ 伸开手掌，左右手做非对称屈指运动，即左手屈拇指时，右手同时屈小指；接着，左手屈食指时，右手则要屈无名指。

做这种非对称运动开始很费脑，但这正是一种对大脑的锻炼。

③ 双手敲膝

左手伸开，手心向下放在左膝上，右手握拳放在右膝上。左手沿大腿前后摩擦，而右手则用拳头在大腿上上下敲打。开始做会感到很不顺手，右手的拳头总想和左手一样搓大腿，做一会就逐渐习惯，这时变换左右手的动作，继续做。

④ 拍胸

左手握拳向前直伸，右手伸开放在胸口上，左右手交替变换，而且要逐渐加快速度。

对于各种训练方法如能努力做到迅速而准确，可达到兴奋大脑防止衰老的目的。

## 五、10分钟健脑手操疗法

钱币手操疗法是通过用手指夹钱币来刺激手指关节特定部位，从而调节脏腑气血功能，以达到健脑、醒脑作用的方法。

### （一）操作方法

1 掌心向外竖掌，将5分硬币1枚横放在食指与中指根部的指缝里，以两指用力夹住，以自觉疼胀可以忍受为度。然后，逐渐向两指顶端指缝中移动。如此，向上夹取3～4次。

2 与上述方法相同，将5分硬币1枚横放在中指与无名指根部的指缝里，并以两指用力夹住，逐渐向两指顶端指缝中移动。如此夹取3～4次。

3 同上法，将硬币夹在无名指与小指根部的指缝间，并以两指用力夹住，逐渐向两指顶端指缝中移动。如此夹取3～4次。

4 掌心向外竖掌，将5分硬币1枚纵放卡于食指与中指根部指缝中，并用力以两指夹住。并逐渐向指端方向移动3～4次，用力以外力不能轻易取出硬币为度。

5 与上法相同，将硬币竖放在中指与无名指之间。

6 同上法，将硬币竖放于无名指与小指之间。

7 手心向外竖掌，将5分硬币扣于掌心之中，5分钟内使其不落下。手心逐渐紧缩，使硬币与掌面的接触点增大，产生酸麻胀痛感。（图2-28）

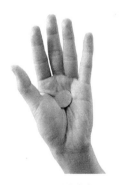

以上各种练习方法均反复持续10分钟。

图2-28 硬币掌心

## （二）适应证

1. 精神活动异常的疾病。

2. 积滞、脘痞纳呆、胸闷等症。

3. 外伤疼痛、面部瘀斑、关节肿痛等病。

4. 健忘症。

# 六、10分钟健脑手棒疗法

手棒疗法是以一根粗细均匀的小棍刺激手指手掌，从而健脑安神的方法。

## （一）操作方法

1. 两手掌心向外，拇指相对，十指分开。将1根小木棍（如火柴棒）置于两手拇指尖端处，并用力挤压住木棍使之不落下，如此深呼吸10次，以拇指痛胀可忍为度。

2. 两手掌心向外，拇指相互抵住，其余四指向上分开，将1根小木棍置于两食指尖端处，并用力挤压住木棍使之不落下。如此深呼吸15次，以食指痛胀可忍为度。

3. 两手掌心向外，两拇指相互抵住，两食指内收，中指与无名指并拢，并与小指分开，将1根小木棍置于两中指尖端处，用两手中指及无名指用力挤压住木棍使之不落下，深呼吸15次，以中指痛胀可忍为度。

④ 如上势，两手拇指抵住，食指、中指内收，将小木棍置于两无名指尖端，并用力挤压住木棍使之不落下，深呼吸15次，以无名指痛胀可忍为度。

⑤ 如上势，两手拇指抵住，食指、中指、无名指内收，将小木棍置于两小指尖端，并用力挤住木棍使之不落下，深呼吸15次，以小指痛胀可忍为度。

⑥ 掌心向内竖掌，用木棍从食指尖端沿食指掌骨连线呈向心方向均匀点状刺激掌侧皮肤，以自觉胀麻为度，同时深呼吸15次。男左女右。

⑦ 与上述方法相同，用木棍从中指尖端沿中指掌骨连线呈向心方向均匀点状刺激掌侧皮肤，同时深呼吸15次。男左女右。

⑧ 同上法，用木棍从无名指尖端沿无名指掌骨连线呈向心方向均匀点状刺激掌侧皮肤，同时深呼吸15次。男左女右。

⑨ 同上，用木棍从小指尖端沿小指掌骨连线呈向心方向均匀点状刺激掌侧皮肤，同时深呼吸15次。男左女右。

⑩ 伸掌，掌心向内，五指分开，用小木棍沿地纹（生命线）由上至下均匀点状用力刺激，同时深呼吸15次。男左女右。

⑪ 伸掌，掌心向内，五指分开，用小木棍沿人纹（头脑线或智慧线）由上至下均匀点状用力刺激，同时深呼吸15次。男左女右。

⑫ 伸掌，掌心向内，五指分开，用小木棍沿健康线自上而下均匀点状用力刺激，同时深呼吸15次。男左女右。

⑬ 伸掌，掌心向内，五指分开，用小木棍沿天纹（感情线）由上至下均匀点状用力刺激，同时深呼吸15次。男左女右。

## （二）适应证

① 鼻塞流涕，不闻香臭。

② 手臂痛，难屈伸。

③ 乳腺疾患。

④ 眉棱骨痛，耳痛，耳聋。

⑤ 心绞痛，冠心病。

⑥ 体倦乏力，眼目昏暗，胸闷善叹息。

⑦ 失眠烦躁症。

⑧ 肩胛痛，咽喉痛。

⑨ 心悸怔忡，多梦易惊。

⑩ 颈椎病，支气管炎。

⑪ 中风，癫狂。

⑫ 贫血，体虚。

⑬ 高血压，心脏病。

# 七、10 分钟健脑对指运动法

对指运动主要是手指的对称活动，可以起到兴奋大脑皮质运动区，锻炼小脑平衡能力的作用。

① 五指微微弯曲，呈空心握拳状，然后拇指和食指指尖相对做对抗运动，两指指尖用力对掐，然后再放松，再掐、再放松。反复练15次。

② 与上述方法相同，只是将食指换为中指，即拇指与中指指尖对掐、放松，再对掐、再放松。反复进行15次。

③ 与上法相同，拇指与无名指指尖对掐、放松。反复15次。

④ 与上法相同，拇指与小指指尖作对抗运动，对掐、放松。反复15次。

进行上述手指对指运动时，先右手、再左手，左右两手五指相互替换，反复进行多次。

## 八、10 分钟拔指健脑术

拔指运动就是将手指向离心方向拔伸的方法

① 用左手五指握住右手拇指，用力而缓慢地向离心方向拔伸，拔伸时屏息，反复练习15次。然后用同样方法拔伸左手拇指15次。

② 与上述方法相同，先拔伸右手食指15次，再拔伸左手食指15次。

③ 用上述方法先拔伸右手中指15次，再拔伸左手中指15次。

④ 用上述方法拔伸右手无名指15次，再拔伸左手无名指15次。

⑤ 用上述方法拔伸右手小指15次，再拔伸左手小指15次。

## 九、10 分钟握拳健脑术

握拳健脑法是以手指攥拳为主，对手掌血管网络进行压迫挤压的防病治病方法。

## （一）操作方法

1 拇指向上，小指在下伸手掌，然后突然握紧除拇指以外的其余四指，再将拇指紧紧搭靠在四指上，形成自然攥拳式。如此反复握拳15次。

2 掌心向内竖掌，先将拇指内收掌心中，置于中指与无名指指缝间，然后用力握紧其余四指，形成中指压拇指的握拳式。如此反复握拳15次。

3 掌心向内竖掌，先将拇指内收掌心中，置于无名指与小指之间的缝间，然后用力收缩其余四指，形成下压拇指握拳式。如此反复握拳15次。

4 两手掌心向下，呈握拳状，两拳相对，掌骨突起处与对拳的凹陷处贴紧压迫，形成双拳相压状。如此对压15次。（图2-29）

5 伸掌，掌心向内，先将中指尖端内收压其指根处，然后其余四指均内缩呈握拳状，形成中指突出的握拳状。如此反复握拳15次。（图2-30）

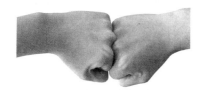

图2-29 两手掌心向下呈握拳状

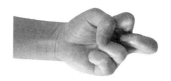

图2-30 中指突出的握拳状

## （二）适应证

1 心脑血管病变。

2 咳嗽、哮喘等呼吸系统疾病。

3 大便溏泻、小便不利等症。

4 壮热、烦渴、便秘、手足抽搐、神昏等症。

## 十、10 分钟捻按手指健脑术

捻按运动是手指及手掌的持续重刺激方法，常用于健脑安神，治疗失眠、神经衰弱等病。

### （一）操作方法

**1** 伸掌，用一手的拇指和食指捻按另一手掌心处，并呈同心圆状逐渐扩大，共捻转15次。顺时针为补，逆时针为泻，左右手同。

**2** 伸掌，以一手拇指及食指自另一手的食指掌根部起捻按，并逐渐向食指顶部移动。捻按逐渐呈旋转式，以掌根感觉痛胀可忍为度，共捻按15次。男左女右。

**3** 伸掌，以一手拇指及食指自另一手中指掌根部起捻转和按压，并逐渐向中指顶端移动。用力以感觉痛胀可忍为度，共捻按15次。男左女右。

**4** 伸掌，以一手拇指及食指自另一手的无名指掌根部起呈螺旋状捻按，并逐渐向无名指顶端移动。用力以自觉胀痛可忍为度，捻按15次。男左女右。

**5** 伸掌，以一手拇指及食指自另一手的小指掌根部起呈螺旋状捻按，并逐渐向小指顶端移动。用力以自觉痛胀可忍受为度，捻按15次。男左女右。

## （二）作用及适应证

1. 有开窍醒神的作用，适用于治疗昏迷及癫痫的患者。

2. 有疏肝利胆的作用，适合于治疗情志抑郁等症。

3. 有清心火、利小肠的作用，用于治疗小儿夜啼、小便赤、舌肿尖红等症。

4. 有清泻相火、滋阴利水的作用，用于治疗五心烦热、梦遗、女子梦交、口干、盗汗、舌光无苔等症。

# 十一、10分钟健脑手部揪捏疗法

揪捏运动疗法是指通过对拇指以外其余四指指背皮肤的揪捏，激发经络气血，疏理皮肤筋膜，从而健脑醒脑的方法。

## （一）操作方法

① 以右手大拇指及食指放置于左手食指根背部皮肤上，以捏起皮肤痛胀可忍为度，沿食指掌骨沿线及其延伸线向腕部移动，至腕横纹处止。两手动作相同，各做5次。

② 用上述方法揪捏中指掌骨沿线及其延伸线皮肤至腕横纹处，左右动作相同，各做5次。

③ 用上述方法揪捏无名指掌骨沿线及其延伸线背侧皮肤，左右手动作相同，各做5次。

④ 用同样方法揪捏小指掌骨沿线及其延伸线背侧皮肤，左右手动作相同，各做5次。

## （二）作用与注意事项

**1 作用**　对与各手指相对应的经络有调节作用，对皮肤筋膜有一定的疏理作用。

**2 注意事项**
① 揪捏前要剪好指甲，以免指甲过长或边缘不光滑而划破皮肤。
② 揪捏的皮肤不宜太少或太多，也不宜过松或过紧，以能忍受痛胀感为度。
③ 揪捏时应注意严格对齐掌骨的延伸线推进，不可偏离。

# 十二、10分钟健脑单手变指法

单手变指运动是一种通过锻炼手指的活动能力来锻炼大脑的方法。

① 手心向外竖掌，迅速缩回除食指之外的其余4个手指，只留食指呈现"一"字形。如此10次。

② 从上述"一"字形开始，突然伸出中指与食指并拢，呈现出"二"字形。如此反复10次。

③ 从上述"二"字形开始，将食指与中指尽力分开到极限，再将食指与中指并拢。如此反复10次。

④ 从"二"字形开始，迅速伸出无名指，如此反复10次。

⑤ 从上述伸出无名指动作开始，将食指、中指、无名指尽力分开，然后再并拢。如此反复10次。

⑥ 伸掌，中指突然向大拇指屈缩，食指、无名指及小指仍伸直。如此反复10次。

⑦ 掌心向外竖掌，将中指从后搭在食指背上，并由上向下极力压之。如此反复10次。

⑧ 掌心向外竖掌，将中指搭在无名指背上，并由上向下极力压之。如此反复10次。

⑨ 掌心向外竖掌，突然内缩中指、食指、无名指，仅留大拇指及小指伸直，呈"六"字形状。如此反复6次。

## 十三、10分钟健脑指掌运动疗法

指掌运动疗法是以手指与手掌相互揉按为基础的运动疗法。它通过手指的活动来刺激经穴，通过掌面的变化来激发经气，是常用的健脑手疗法之一。

① 右手竖掌，掌心向外，以左手手掌横握右手腕部，屏息，右手手掌顺时针旋转8次，逆时针旋转11次。右手掌旋转时左手掌仍紧握固定手腕部。左右手同。

② 将右手五指撮合在一起，然后以左手掌紧紧包裹左手五指，用力紧握，再放松，如此反复16次，以五指尖痛胀麻木为度。

③ 左手竖掌，掌心向外，右手掌心向内，横握左手掌，并以各自五指用力挤压另一手的手背皮肤，以自觉酸胀发麻为度。其后两手大鱼际相互摩擦30次。

④ 左手横掌，掌心向外，右手掌心向内，竖握左手掌，然后用右手除拇指以外的四指紧扣于左手横掌背面的第3、4掌骨之间，点按15次。

⑤ 右手掌心向下，掌面下垂，以左手拇食指捏住右手拇指向下垂直拉平，向下按摩30次。

⑥ 两掌相合，食指中指向掌面弯曲，只留无名指、小指相对抗，用力挤压，并左右摇摆15次。

⑦ 两掌相合，五指相对，以各指尖直对，对抗挤压形成最大角度，如此对抗半分钟。屏息，左右摇摆30次。（图2-31）

⑧ 左右手各以手姿呈"六"字形状，相对用力对抗，压迫少商及少冲，并以松、紧、松、紧的节奏，对抗16次。（图2-32）

⑨ 两掌相对，两掌中心如握空球状，十指指尖相对，暗想丹田之气已自脐至空球中，且日渐增大，深呼吸15次。

⑩ 右手直立（竖掌），拇指向内，其余四指向上，左手平端，掌心向下，五指并拢，顶住右手掌心处，并左右摇摆刺激手心皮肤，用力以感觉手部麻胀为度，共15次。（图2-33）

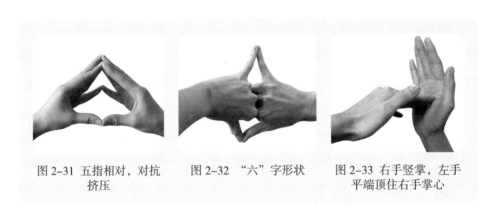

图2-31 五指相对，对抗挤压　　图2-32 "六"字形状　　图2-33 右手竖掌，左手平端顶住右手掌心

## 十四、10分钟健脑交掌运动疗法

交掌运动是利用两手掌的交互运动来推拿刺激皮肤经络穴位，从而达到防病保健的目的。

① 两手相互搓擦使两手手心、手背均发热，深呼吸5次，屏住呼吸等待做开始动作。

② 两手掌拇指向内，其余四指向上竖立，相互重叠，然后两手掌均加力

做对抗运动；手掌姿势不变，指尖在对抗运动中可向左右各摇摆6次，同时屏息默数15次。

③ 两手掌心向下，五指分开，然后十指交叉，要注意用指力相互挤压、咬定，然后两手用力相互挤拉各10次，屏息默数20下。

④ 两手掌心相对，将右手掌平置于左手掌中，左手除拇指之外的四指握住右手掌（除右手拇指外），用力挤压，右手掌则用力对抗，以右手掌自觉麻胀疼痛为度。共15次。挤压时屏息默数15次。（图2-34）

⑤ 左手竖掌，右手手掌横握左手，并用右手拇指外的四指尖端使劲点按左手竖掌的手背皮肤，左手掌则做对抗运动。屏息默数20次。（图2-35）

⑥ 右手仰掌，掌心向上，小指弯曲，小指尖端抵至掌心，左手掌心向下置于右手掌面之上，左手五指握住右手，并用力挤按右手手背的第4、5掌骨间隙，同时压住右手小指。屏息默数10次。（图2-36）

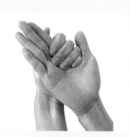 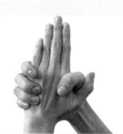 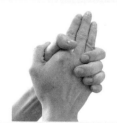

图 2-34 两手掌心相对　　图 2-35 左手竖掌，右手手　　图 2-36 右手仰掌
　　　　　　　　　　　　　　　　掌横握左手

⑦ 左手掌心向下，五指散开，置于桌面上。右手五指散开，掌心向下，覆盖于左手背上，以旋转方式摩擦20次。屏息默数20次。

⑧ 两手掌心相对，拇指、食指弯曲相对，中指尖端相对，两手小指、无名指相互交叉。以中指尖为对抗点用力挤压15次。

⑨ 右手仰掌，掌心向上，以左手掌心对右手掌背，左手五指从右手掌背后插入右掌五指中，两掌均用指力挤压，右掌向前，左掌向后，进行20次。

⑩ 两掌相对，两拇指尖端相对，两食指弯曲后尖端相对，其余手指相互交叉，搭于对掌手背，两掌均匀用力对抗挤压20次。（图2-37）

⑪ 左手仰掌，掌心向上，小指弯曲，右手俯掌，横握左手掌，并压住左手弯曲之小指，随后，左手食指、中指、无名指也搭按于右手手背上，两掌对抗挤压20次，以两手觉麻胀疼痛为度。（图2-38）

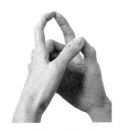

图 2-37 两掌相对

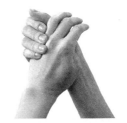

图 2-38 左手仰掌

⑫ 左手仰掌，掌心向上，五指散开，右手掌心对着左手手背，并从其后将右手拇指以外的四指插入左手五指缝中，用右手指尖点按左手五指缝中的八邪穴，反复用力挤按20次。

⑬ 两手掌心向内，拇指尖端对顶，其余手指交叉，两手之间用力相互挤压外推，再内收复原，如此20次。

⑭ 右手掌心向下，五指散开，以左手指叉入右手五指缝中，随意按压刺激八邪穴，以自觉酸胀疼痛为度，不拘次数。

⑮ 左手握拳，以右手掌覆于左手背上，用右手大拇指推按左手背部皮肤，共30次。然后，用左手推按右手手背30次。

⑯ 左手仰掌，右手俯掌，两掌相对，散开手指，呈同心圆式旋转推擦摩动，各30次。

⑰ 两手掌心向内，十指交叉，相互挤压20次。

## 十五、10 分钟健脑翻掌运动疗法

翻掌运动疗法是通过锻炼腕指关节的旋转运动能力，以增强大脑功能的方法。

预备势。取立位或坐位，两手掌对搓热，深呼吸3次，然后缓慢向上平伸两手，置于桌面上。

① 两手掌相合对齐，两拇指朝上，两小指朝下，然后缓慢将叠合之手掌由右向左转动，直至右手掌完全在上，左手掌完全在下（两手掌仍然为重叠状），然后平放于桌面。如此反复3次。

然后回到两拇指朝上，两小指朝下的中立位置。由左向右旋转，直至左手掌完全在上，右手掌完全在下为止（两手掌为重叠状），平放于桌面上。如此反复3次。

② 两手掌心向上平放于桌上，手指分开，拇指均向外，然后两手掌均以掌内侧线为轴，向下旋转直至不能旋转为止。如此6次。

③ 两手掌掌心向下平伸于桌面上，然后，将拇指屈向掌心，两手食指并拢，除拇指之外，两手其余4指均由4指并拢状突然用力散开。如此反复6遍。

④ 由上述动作的结束动作起，缓慢抬起双手，并转掌成掌心向上的摊手状。如此反复10次。

⑤ 由动作 ④ 的结束动作起，将右手掌抬起（手臂仍然贴在桌面上），缓慢而用力地移动到左手掌心中，然后复原。反复10次。

接着抬左手掌移到右手掌心中，如此10次。

⑥ 由动作 ④ 结束时的动作，在手臂不离开桌面的情况下，迅速翻掌至掌心向下，两掌背靠拢，拇指屈向掌心，共10次。动作要快而有力。

# 十六、10分钟健脑手印疗法

## （一）什么是手印疗法

手印疗法，是"人体生命数字信息手印功法"的简称，属气功范畴。该疗法不但可以强身健体，治疗疾病，而且可以强化思维，激发聪明才智，诱发和释放人体巨大的潜能。

"手印"是佛家、道家的修炼方法之一，它用不同的手姿表现不同的情感、思想、境界及修持的阶段、功力。佛家密宗认为手的各种姿势和站、坐、卧等身体形态与"气"有非常重要的联系。不同的手势配以特定的声音和观想（即身密、口密、意密），就有不同的内涵及功效。中医认为，手印疗法之所以起到不同作用，是由于手印中不同姿势刺激了人体的不同经络和经穴。当意念、手印与呼吸融为一体时，气感增加，再配以一定的方位和时间，效果更佳。

## （二）神秘的人体生命数字

数字是具有特定意义的信息符号，人体生命数字功法就是借助数字建立宇宙信息的联系，激发和调整人体生命功能的一种功法。

人生活在宇宙中，人的生命机体无时无刻不在与宇宙交换信息和能量，因此人体可以说是一部复杂的、多功能的信息发送和接收机。据研究，人体的信息是以生物脉冲形式向外界发送的。这可以用二进制反映。如人体脉冲可用二进制数10101010、10101010、10101010表示，这样很适合计算机运算。数字功把它翻译成十进制数，即是170、170、170。这是健康人的一种人体数字密码。大家可以看出，在健康状态下人体向外界发送的信息是有序的，但是如果人体产生疾病，这种脉冲就由有序化变为无序化。比如二进制为10010101、00001010、00101010、00100010，翻译成十进制数是149、10、42、34，这是一组无序化的人体数字密码。

人体生命密码有10个基数，它们是1、2、3、4、5、6、7、8、9、0，每个数都有其特定的含义，并含有其特定的颜色。其含义及特定颜色如下：

"1"——平衡阴阳，浅蓝色；

"2"——平行波动，浅红色；

"3"——平稳，草绿色；

"4"——大型波动，褐色；

"5"——缓慢、湿润，浅黄色；

"6"——激动、突变，深黄色；

"7"——激发、波动，深绿色；

"8"——还原，紫色；

"9"——突破，深红色；

"0"——疏通经络，纯黄色。

当人体健康时，人体场的数字密码呈有序排列，形象和颜色正常。当某个部位发生病变时，则密码排列紊乱，数字形象或大或小，或歪或偏，或粗或细、颜色或淡或变色。把这些密码调整好，也就治好了病。

数字密码是通过声响、形象和意念来发送，通过听觉、视觉和意念来感知和接受的。一般说来，二者或三者结合会加强传递效果，如默念数字密码时看着或想着数字的形象及颜色。

## （三）几种常见的手印疗法

**1** 保健手印

坐、卧、站均可。面向正东，双手如图所示姿势放在膻中穴前1.5寸处，心中默念数字8—9—5—0—0—0——（"0"念"洞"，"—"表示一个读音节拍，"——"表示将读音拉长2倍，"———"则表示将读音拉长3倍，依此类推），

共默念44遍。（图2-39）

**2** 明目开智手印

　　站势，面向正南。双手如图所示姿势置于膻中穴前1.5寸处，自然呼吸，心中默念数字0——8——1—5—0—0—0————（"1"念"腰"），共默念99遍。（图2-40）

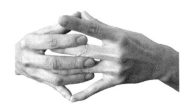

图 2-39 保健手印

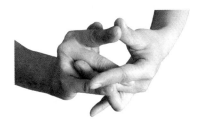

图 2-40 明目开智手印

Chapter

{ 3 }

第三章

健脑运动操

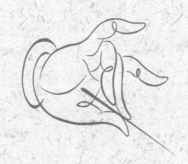

## 一、10分钟健脑自强术

健脑自强术是大正初年日本按摩医师中开房五郎创编的。它包括指压法、按摩法和呼吸法，一共31节。下面详细介绍对健脑大有益处的15节。

① 两手捧腹，上下活动双肩。（图3-1）

② 两手抱肋骨，上下活动双肩。（图3-2）

③ 两肘展开呈"一"字形，做扩胸运动。（图3-3）

④ 两手在背后交叉，上下活动肩部。（图3-4）

⑤ 将左手掌放在右肩上，右手抓住左肘尽力向右拉。（图3-5）

⑥ 头部左右倾倒运动。（图3-6）

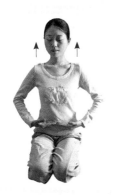 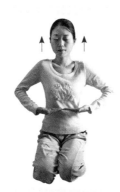 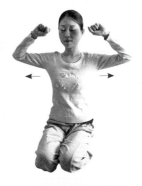

图 3-1 双手捧腹活动肩部　　图 3-2 双手抱肋骨活动肩部　　图 3-3 扩胸运动

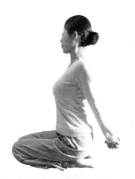 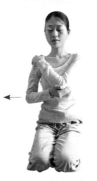 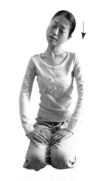

图 3-4 双手背后交叉，　　　图 3-5 右手拉左肘　　　图 3-6 头部左倾运动
　　　　活动肩部

⑦ 头部前后倾倒运动。（图3-7）

⑧ 头部左右扭转运动。（图3-8）

⑨ 左手置于左膝上，右手手指伸开，放松，轻轻拍打脖子的前面和左侧。（图3-9）

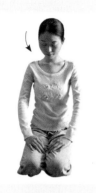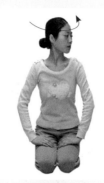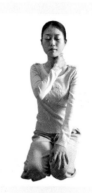

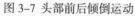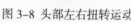

图 3-7 头部前后倾倒运动　　图 3-8 头部左右扭转运动　　图 3-9 拍打脖子前面和左侧

⑩ 姿势同上，右手轻轻拍打脖子的后面和右侧。（图3-10）

⑪ 右手轻握拳，轻轻敲打前额。（图3-11）

⑫ 用两手手指轻轻按压眼球周围和眼球。（图3-12）

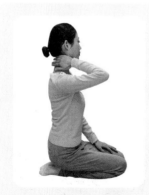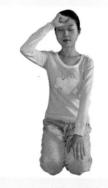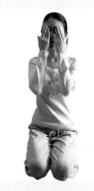

图 3-10 拍打脖子后面和　　图 3-11 右手敲打前额　　图 3-12 两手手指按压眼
　　　　右侧　　　　　　　　　　　　　　　　　　　　　　　球周围和眼球

⑬ 两腿前伸，两手并齐前伸，尽力触及足尖。（图3-13）

⑭ 成俯卧姿势，用两手两脚撑地上下活动身体（俯卧撑）。（图3-14）

⑮ 俯卧于地，用两臂将上身撑起，下身不动，反复做几次。（图3-15）

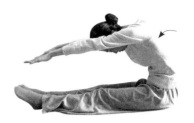

图 3-13 两腿前伸，两手并齐前伸，尽力触及足尖

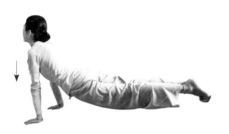

图 3-14 俯卧撑

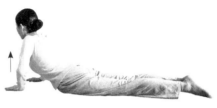

图 3-15 撑起上身

## 二、10分钟健脑"真向法"

"真向法"是净土真宗的和尚发明的。做法很简单，有4套动作。每天晚上睡觉前坐在床上练习，每次做2遍，大约有10分钟时间就够了。

① 把两腿向前伸出坐好，屈膝，两脚心相对。然后一边呼气，一边渐渐地将上体向前弯曲，使头触及床。注意两膝不要离床抬起。如此反复做几次。（图3-16、图3-17）

② 把两腿向前伸出坐好，上体挺直。然后，一边呼气，一边使上体渐渐地向前弯曲，头要触及两膝。如此反复做几次。（图3-18、

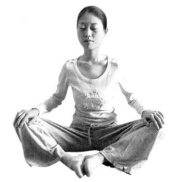

图 3-16 屈膝，两脚心相对

图3-19）

（3）把两腿像扇形展开。然后，一边呼气，一边使上体向前弯曲，两手斜伸向前，头要触及床。如此反复做几次。（图3-20、图3-21）

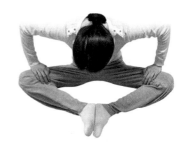

图 3-17 身体向前弯曲

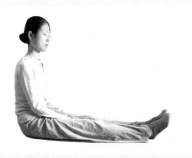

图 3-18 两腿向前伸出，上体挺直

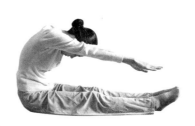

图 3-19 上体向前弯曲，头要触及两膝

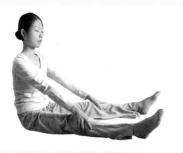

图 3-20 两腿像扇形展开 1

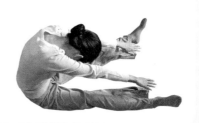

图 3-21 两腿像扇形展开 2

（4）端坐，两手置于腿上，两膝略微分开，臀部着床。接下去使上体向后倾倒，两臂伸直，后脑勺要触及床。然后全身放松，躺1分钟。（图3-22、图3-23）

以上做完为一遍，也可多做几遍，以自己能承受为度。

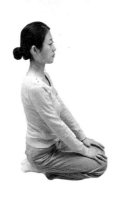

图 3-22 端坐

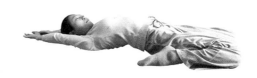

图 3-23 后脑勺触及床

# 三、10 分钟健脑瑜伽体操

瑜伽体操中的身体前屈和后伸运动有很好的健脑功效。现介绍如下：

## （一）眼镜蛇姿势

俯卧，前额紧贴床面，两脚并齐伸直。屈肘立腕，两手掌置于肩旁扶床面；然后一边吸气，一边将两臂撑起，抬头挺胸，脐部以下要着床面，上身尽量抬起。保持5~10秒钟，一边呼气，一边慢慢恢复原来姿势。如此反复做2分钟。（图3-24）

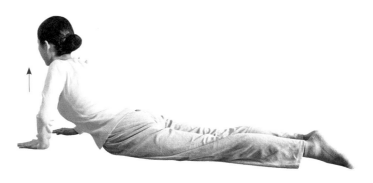

图 3-24 眼镜蛇姿势

## （二）伸腰姿势

两脚并齐伸直坐于床上，慢慢呼气，上体向前弯曲，最后脸部紧贴双膝，保持15秒左右；然后再一边吸气一边恢复原来姿势。如此反复做3分钟。（图3-25）

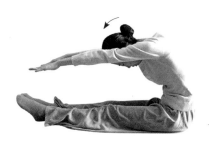

图 3-25 伸腰姿势

## （三）锄式体位

将两腿并拢伸直，仰卧于床上，两手心向上，两臂伸直放于身体两侧。一边吸气一边将伸直的两腿向上抬起，使之与床面成直角。然后将身体带起，两足尖越过头部，迅速将上身抬起向头顶方向运动。然后，平静地呼吸，保持30秒后，再一边吸气，一边使两腿回到垂直状态，再慢慢地恢复原来姿势。如此反复做2分钟。（图3-26）

将身体抬起时，如用两手支撑腰部两侧，则容易完成抬起身体的动作。两脚尖尽量绷直，最后要触及床面。

## （四）弓式体位

身体伸直，俯卧于床上，两臂置于身体两侧并伸直，然后向上屈膝，使两脚后跟触及臀部，两手从背后伸出抓住两脚。接着将两膝向左右分开，一边吸气，一边将两臂像弓弦似地绷紧，使膝部离开床面，一边平静地呼吸，一边使身体保持弓式，只有腹部着地，保持30秒左右。最后，一边慢慢呼气，一边恢复原来姿势。如此反复做2分钟。（图3-27）

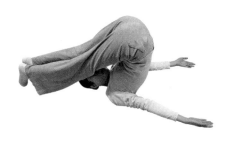

图 3-26 锄式体位

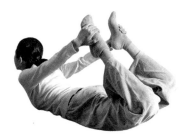

图 3-27 弓式体位

## （五）放松1分钟

*1* 动作要慢，要保持平稳。

*2* 动作和呼吸要一致，一边吸气一边做动作或一边呼气一边做动作。

*3* 动作紧张和松弛要区分清楚。

*4* 练功时空腹，严禁饭后进行。

# 四、10分钟健脑八段锦

据说八段锦的创始人是达摩大师，这套功法通过在各种角度和方向上划圆形，慢慢地活动全身肌肉，有意识地充分伸展。八段锦很重视呼吸，呼吸与运动相配合。八段锦如同太极拳，动作中吸收了近似拳法的架势，在套路的编排上着眼于意念与动作的统一，具有很好的健脑作用。

在这里只选录了第一段"顶天立地"和第三段"一柱擎天"。

## （一）顶天立地

首先取立禅姿势站立，调整呼吸。然后，两手手指交叉，手心向上，置于丹田（下腹部）附近，一边慢慢吸气，一边将手上举，当举到与肩同高时翻掌，接着将两掌举过头顶停止吸气。然后，翻掌向下，一边慢慢呼气，一边将交叉着的两手放下在丹田位置。（图3-28、图3-29）

手由丹田举至头顶上方大约需用

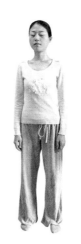 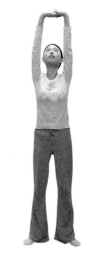

图 3-28 顶天立地 1　　图 3-29 顶天立地 2

8秒钟，将手放回丹田处大约也需8秒钟。这是一套相当缓慢的运动。

这种缓慢的运动需要精神高度集中和稳定，而且肌肉群要平衡协调。与运动相配合地深呼吸，能够充分调节自主神经的功能。

### （二）一柱擎天

从立禅姿势开始，手心向上，一边吸气，一边以举物姿势将两臂举得与肩同高。然后，翻掌向下，同按物一样，一边呼气，一边将两手放下至与胃部同高处。接着，再一边吸气一边将右手翻掌向外举到头的上部，同时左手掌心向下，像压物那样，将手放回丹田处。最后，一边吸气一边将右手从头上高处沿身体一侧划大半圆慢慢放下，当右手下降到与左手相同位置时两手再一起放下，恢复原来姿势。（图3-30、图3-31）

左右臂的动作要同时进行，动作停止时完成呼吸。

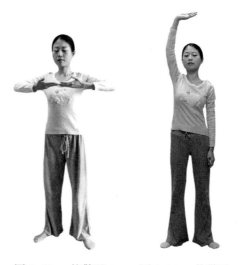

图 3-30 一柱擎天 1　　图 3-31 一柱擎天 2

## 五、10 分钟下巴运动健脑法

### （一）活动下巴也可以大范围刺激脑

如同活动和刺激手掌一样，活动下巴也有改善脑部血液循环，提高脑的功能的作用。

从图2-1可以看出，与口相对应的脑部区域仅次于手。因此充分活动口和下巴，会给大脑大范围的刺激。而且，口和下巴的运动能够改善整个头部的血

液循环，增加大脑的供氧量，从而提高脑的活力。

## （二）增强下巴运动的方法

### 1 ▶ 嚼口香糖10分钟

眼睛盯着书本看不下去，只在那里发呆的时候，可往嘴里放一块口香糖嚼一会儿，睡意也就被驱散了。

在足球赛或篮球赛中，常可看到指挥若定的教练员们嘴里嚼着口香糖，这个动作实际上增强了大脑的兴奋性，使大脑功能亢奋，思维敏锐。

### 2 ▶ 朗读文章10分钟

身边预备一本书，在考虑问题或写文章之前，先把书朗读上10分钟，然后再开始思考或动笔。这种朗读的目的不是为了去理解书中的内容，而是为了充分活动嘴和下巴。从这一目的出发，应该让嘴得到充分活动，因此，一定要读出声来。

朗读时如果嘴张得不大，奏效甚微。如果周围环境许可，要下腹用力，大声喊出声来，效果更好。

## 六、10分钟打哈欠与伸懒腰健脑法

### （一）情不自禁打哈欠

人们可能都有这样的经历，疲劳过度时，往往不自觉地打个哈欠。打哈欠是一种因脑贫血或脑供氧不足而引起的反射现象，通过打哈欠人体可以自然地向血液里补充氧气，同时还能把二氧化碳充分地排出体外。

打哈欠虽是人体的一种消极的反应，但却兴奋了大脑。如果有意识地打哈

欠，肯定会提高脑的功能。狗和猫在开始活动前，常常先打个哈欠或伸伸懒腰，把身体和情绪调整一下。同样道理，人们如果养成这样的习惯，即在开始工作之前，张大嘴"哈——"地一声打个哈欠，也一定会提高工作效率。

### （二）打哈欠的最佳姿势

坐在椅子上，让肩胛骨紧靠在椅子背上，然后，用力向前挺腹，两手尽量地上举，使身体成一条直线。与此同时，张大嘴"哈——"地一声打个大哈欠。（图3-32）

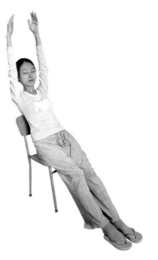

图 3-32 打哈欠

## 七、10 分钟健脑运动操

### （一）健脑运动操的机制

健脑运动操，是指活动头颈部及与大脑有经络联系的躯干、四肢部，以舒筋活络，促进气血流通，增强心脑功能，健脑益智的一种锻炼方法。

经常参加健脑运动操的锻炼，可促进中枢神经系统及其主导部位的功能，使大脑皮层的兴奋性加强，抑制加深，兴奋和抑制更加集中，从而改善神经过程的平衡性和灵活性，提高大脑的综合能力，以保证机体对外界不断变化的环境有更强的适应能力。此外，在进行体育活动时，大脑的供氧量增加，供血充足，可以更快地消除脑力劳动带来的疲劳，保证大脑的健康，提高大脑的工作效率。

### （二）高桥健脑操

本套健脑操共28节，它通过活动头项、腰背、躯干、四肢，使气血周流全身，起到舒通经络、补心健脑的作用。其活动量稍大，适合于长期从事脑力劳

动而缺乏体育锻炼的人习练。

**1** 上下耸肩

自然站立，两脚分开与肩同宽，头埋在两肩之间，两肩尽量向上运动；两肩有节奏地以最大的幅度上下运动。如此反复10次。（图3-33）

**2** 两手后伸运动

① 将两手置于背后交叉。（图3-34）

② 将两臂使劲向后伸，保持3秒钟，然后两臂落下。反复数次。（图3-35）

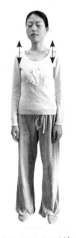 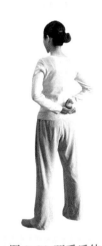 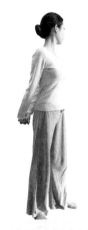

图3-33 上下耸肩　　　图3-34 两手后伸1　　　图3-35 两手后伸2

**3** 两手后吊运动

① 两手指伸展交叉，两手腕合拢上举，使人有悬挂于天花板上的感觉。（图3-36）

② 待一会儿停止后吊，两手下垂置于体侧。（图3-37）

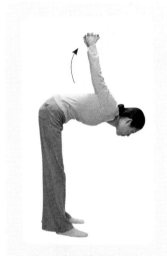
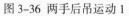
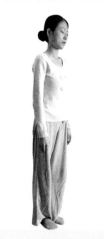
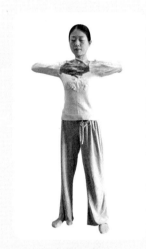

图 3-36 两手后吊运动 1　　图 3-37 两手后吊运动 2　　图 3-38 两臂前伸运动 1

④ 两臂前伸运动

① 屈肘，两手五指交叉于胸前，掌背向外。（图3-38）

② 两臂使劲地向前伸，同时将头埋入两臂之间。反复操作数次。（图3-39）

⑤ 肩左右回转运动

① 两手在下颌前交叉，手掌向下，靠于胸部。（图3-40）

② 两臂屈肘平抬，两手十指交叉，将肩尽量地向右转，再向左回转。回转时头向着后方，两肩的连线相对于最初状态，呈直角或更大角度的回转。左右交互做10次。（图3-41）

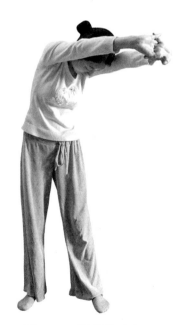

图 3-39 两臂前伸运动 2

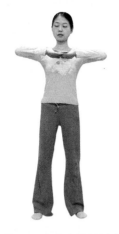 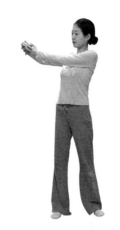

图 3-40 肩左右回转运动 1　　　　　　　图 3-41 肩左右回转运动 2

**⑥ 两手交叉上下运动**

① 两手交叉，手掌向下，置于下颌下方。（图3-42）

② 两臂向下伸直，用力向下伸展。（图3-43）

③ 将两臂上举（这时两手腕屈成直角）。如此反复数次。（图3-44）

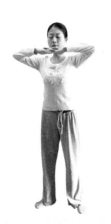 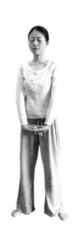 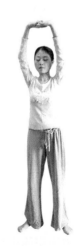

图 3-42 两手交叉上下运动 1　　图 3-43 两手交叉上下运动 2　　图 3-44 两手交叉上下运动 3

### 7 上肢伸展运动

① 两手在下颌下方交叉。（图
3-45）

② 两臂向下伸展。（图3-46）

③ 两臂上抬，双手交叉置于下
颌处，手掌向前。（图3-47）

④ 掌心翻向上，两臂上举用力
伸臂。（图3-48）

⑤ 两手放开，分向左右，慢慢
落下。反复运动2～3次。（图3-49）

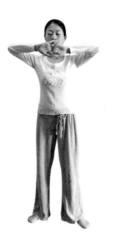 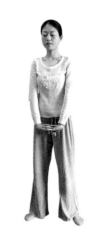

图 3-45 上肢伸展 　　图 3-46 上肢伸展
　　运动 1 　　　　　　　 运动 2

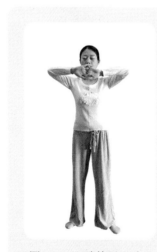 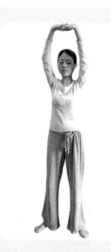 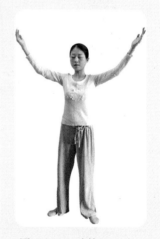

图 3-47 上肢伸展运动 3 　　图 3-48 上肢伸展运动 4 　　图 3-49 上肢伸展运动 5

### 8 肩后伸前屈运动

① 两肩尽量后伸，使两肩胛骨尽量靠拢。（图3-50）

② 将两臂向前屈，两肩尽力向胸前靠拢，两手背相贴。这样反复做

5 ~ 10次。（图3-51）

⑨ 两手背后上下运动

① 两手在背后交叉，竭尽全力上举到两肩胛骨中间。（图3-52）

② 两臂下伸，两手仍交叉并下伸到腰下部。反复进行数次。（图3-53）

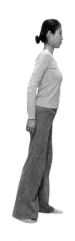
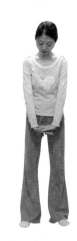
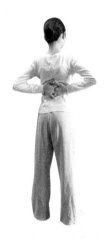
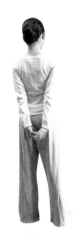

图 3-50 肩后伸前　　图 3-51 肩后伸前　　图 3-52 两手背后　　图 3-53 两手背后
　　屈运动 1　　　　　屈运动 2　　　　　上下运动 1　　　　上下运动 2

⑩ 头回转运动

① 脊柱直伸，立正，两手在背后交叉，轻松地放于腰部。首先将头前后倾倒，开始时幅度较小，后逐渐加大。反复做10次。（图3-54、图3-55）

② 头左右倾倒，动作逐渐加大，直到两耳碰肩。反复做10次。（图3-56、图3-57）

③ 头左右回转，一直转到下颌碰肩。（图3-58）

④ 头左右旋转10次。（图3-59）

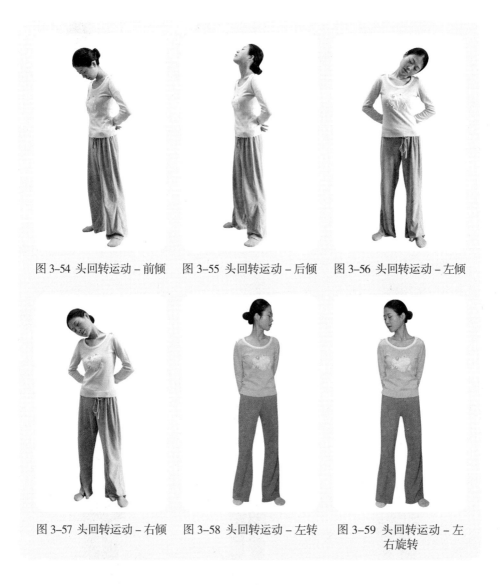

图 3-54 头回转运动 - 前倾　　图 3-55 头回转运动 - 后倾　　图 3-56 头回转运动 - 左倾

图 3-57 头回转运动 - 右倾　　图 3-58 头回转运动 - 左转　　图 3-59 头回转运动 - 左右旋转

⑪ 肩前后回转运动

两肘屈成直角，先自前向后将肩回转数次，再由后向前回转数次。（图3-60）

⑫ 脊柱回转运动

① 伸直脊柱，立正，两臂松弛下垂，身躯左右回转，像钟摆那样左右

摆动。

② 逐渐加大回转幅度，向左转时左手背打到右腰部，向右回转时右手背打到左腰部。如此反复做20次。（图3-61）

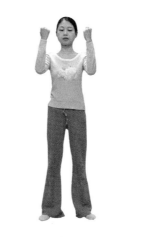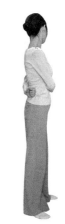

图3-60 肩前后回转运动　　图3-61 脊柱回转运动

⑬ 下颌和手指运动

① 身体直立，两臂下垂，掌心向里。（图3-62）

② 上体右转，两手紧握，同时闭紧嘴保持一会儿。（图3-63）

③ 嘴尽量张开，做出喊"哇"（也可以出声）时的口型，同时手指突然张开，两臂下垂，头微微上抬。反复做10次。（图3-64）

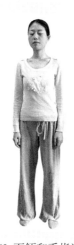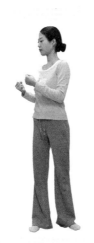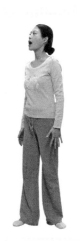

图3-62 下颌和手指运动1　　图3-63 下颌和手指运动2　　图3-64 下颌和手指运动3

⑭ 抓物运动

① 两手放在胸前，手掌充分地张开。接着两臂有力地向前伸展，在前方

像抓到了东西似的用力抓捏。反复进行数次。（图3-65）

（2）两臂向前伸展后，再依次向后、向左、向右进行同样的抓捏动作。（图3-66）

不论向何处抓捏，两手都应极力伸张，两手如不捏紧效果较差。

⑮ 手掌和手背摩擦运动

（1）两臂前伸，两手在体前合掌，前后搓手，用力搓到手掌发热。（图3-67）

（2）接着，用右手掌擦左手背，再用左手掌擦右手背。反复做10~20次。（图3-68）

图 3-65 抓物运动 1　图 3-66 抓物运动 2

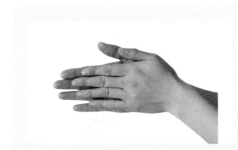

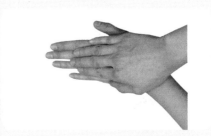

图 3-67 手掌和手背摩擦运动 1　　　图 3-68 手掌和手背摩擦运动 2

⑯ 手指捏揉运动

（1）右手轻轻握住左手除拇指以外的四指，用力握紧，自指尖向手背有节奏地移动捏揉。同时，用左手对右手反复捏揉。（图3-69）

（2）接着，一手的手指轻轻地弯曲，用另一手自上向下推压揉开手指。（图3-70）

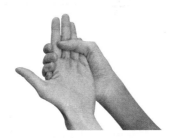

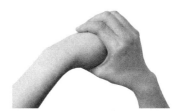

图 3-69 手指捏揉运动 1　　　　　　　　图 3-70 手指捏揉运动 2

**⑰ 手指折回运动**

左臂前伸，手掌向上，用右手握住左手的指尖并向下弯折，反复做10次。换右臂做同样的动作。（图3-71）

**⑱ 手摇晃运动**

① 手腕放松下垂，手掌像鸟儿展翅那样迅速摇晃20下。（图3-72）

② 接着，在直角方向上，像甩去手上的水那样迅速摇动。反复做20次。（图3-73）

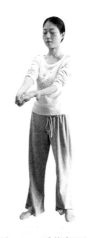 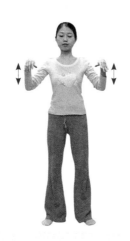 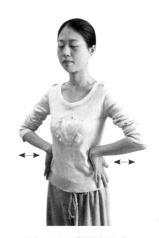

图 3-71 手指折回运动　　　图 3-72 手摇晃运动 1　　　图 3-73 手摇晃运动 2

**⑲ 指尖运动**

① 两手伸向前，时而握指，时而放开。反复做20次。（图3-74）

② 接着，像数数时那样将手指一一弯曲。

③ 两手自大拇指起逐指弯曲。（图3-75、图3-76和图3-77）

也可以右手自大拇指起逐指弯曲，同时左手自小指起逐指弯曲。接着左、右手调换顺序，反复做。（图3-78）

④ 先将大拇指与食指相接，再将大拇指与中指相接，依次进行。（图3-79）

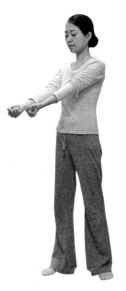

图 3-74 指尖运动 1

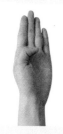 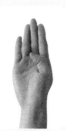 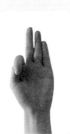 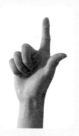 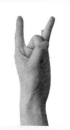

图 3-75 指尖 运动 2　　图 3-76 指尖 运动 3　　图 3-77 指尖 运动 4　　图 3-78 指尖 运动 5　　图 3-79 指尖 运动 6

**⑳ 躯干前后弯曲运动**

躯干向前弯曲3次，向后弯曲3次。（图3-80）

**㉑ 躯干左右弯曲运动**

躯干向左弯曲2次，再向右弯曲

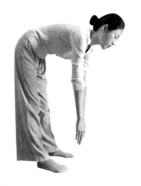

图 3-80 躯干前后弯曲运动

2次。如此反复5次。（图3-81）

22 手臂挥舞运动

① 手臂前平举。（图3-82）

② 两手下垂。（图3-83）

③ 手臂向两边分开侧平举。（图3-84）

④ 手臂向前回转一圈。（图3-85）

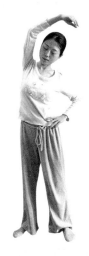
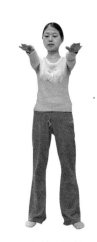
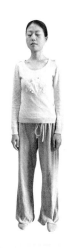

图 3-81 躯干左右弯曲    图 3-82 手臂挥舞运动 1    图 3-83 手臂挥舞运动 2
运动

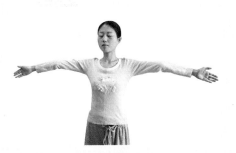
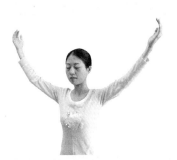

图 3-84 手臂挥舞运动 3    图 3-85 手臂挥舞运动 4

**㉓ 手臂上摆运动**

① 两脚分开，其距离约与肩同宽，两腿直立，两手向后方上抬。（图3-86）

② 接着，躯干抬起，同时两手上摆。（图3-87）

③ 两臂直向上方伸展的同时深深地吸口气。

④ 接着，一边呼气，一边两手交互地做冲天的动作。（图3-88）

⑤ 一边呼气，一边上体前屈，两手下垂直至手尖碰到地板。（图3-89）

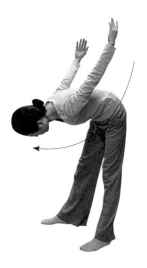

图 3-86 手臂上摆运动 1

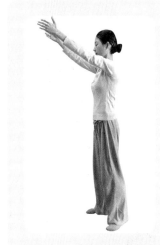

图 3-87 手臂上摆运动 2

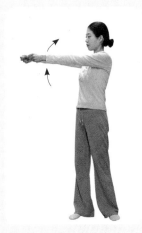

图 3-88 手臂上摆运动 4

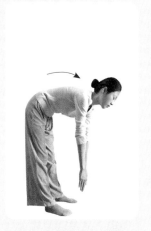

图 3-89 手臂上摆运动 5

**㉔ 双膝屈伸运动**

① 双膝最大限度地弯曲，膝盖向两侧撇开，呈外八字形。（图3-90）

② 接着，用两手自上方下压膝盖。（图3-91）

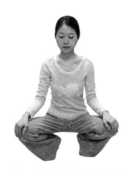

图 3-90 双膝屈伸运动 1

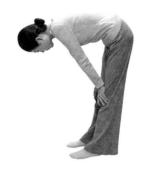

图 3-91 双膝屈伸运动 2

25 臀部收缩运动

① 两足并拢，一边吸气，一边足尖向上站立。（图3-92）

② 此后一边进一步吸气，一边紧缩肛门，同时两手指尖翘起。最后，一边呼气，一边复原。如此反复5次。（图3-93）

26 深呼吸运动

① 两手自外向内大回转，同时用力吸气。（图3-94）

② 两手在头上方交叉。（图3-95）

③ 随后以口呼气，同时将交叉着的手经躯干前放下。反复做5次。（图3-96）

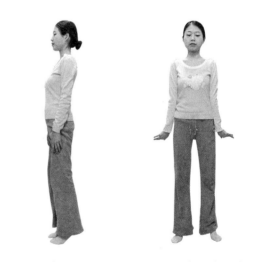

图 3-92 臀部收缩运动 1　图 3-93 臀部收缩运动 2

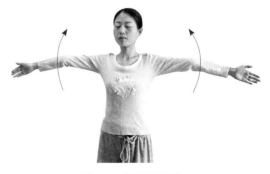

图 3-94 深呼吸运动 1

**27** 屈蹲深呼吸运动

**①** 两手上举，同时吸气。（图3-97）

**②** 两手放下，同时屈膝，呼气。接着边吸气，边恢复到 **①** 的姿势。（图3-98）

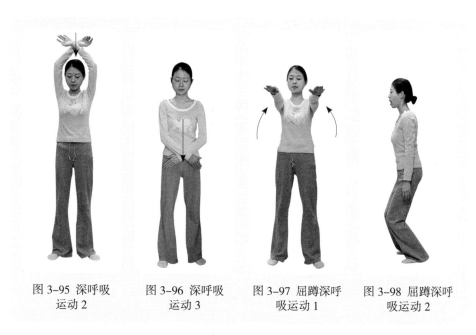

图 3-95 深呼吸　　图 3-96 深呼吸　　图 3-97 屈蹲深呼　　图 3-98 屈蹲深呼
　　运动 2　　　　　　运动 3　　　　　　吸运动 1　　　　　　吸运动 2

**28** 站立呼吸运动

两脚分开与肩同宽，膝盖略弯曲，两手自然下垂，手背向前，下腹稍稍施力，同时微微张开嘴，由嘴慢慢呼出空气；呼尽空气后，腹部放松，吸足空气。（图3-99）

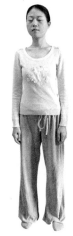

图 3-99 站立呼吸运动

# 八、10 分钟健脑头项转动操

## （一）头项部穴位星罗棋布

人的大脑在进行思维活动时需要大量的血液。科学家们做过一项有趣的实验：让接受实验的人躺在一个平衡器上，保持平衡，然后让他思考问题。不久，受试者的头部开始下沉，身体失去了平衡。这说明，当人集中精力思考问题时，大量的血液便会转移到头部。

这种现象也可以从中医经络理论得到证实。从经络的循行走向及穴位分布规律来看，在人体十二经脉中，所有的阳经都到达头部，再加上任脉和督脉，循行于头部的经脉多达14条（6条阳经呈对称分布，共12条）。头项部的穴位更是星罗棋布，仅粗略统计就有75个，约占人体总穴位的21%。经络和穴位在头面、颈项部的密集分布，是大脑进行意识思维活动的需要。通过经穴的传输作用，通行气血，供给大脑充足的营养，以增强和保证大脑的功能活动。从上面的意义上看，及时供给头部充足的血液会使大脑的工作效率大大提高。

## （二）头项运动操练习方法

头项操具有类似的功效，不同的是它主要采用体育锻炼的方式，集中活动头项部，使该部位经络通畅，保证脑部的供血。

① 前点后仰　头向前下点 15° ~ 75°，接着向后仰 15° ~ 45°，前后连续 8 次，第 9 次回到原位。每个动作 1 次为 1 拍节奏。持续 1 分钟。

② 左右甩头　头向左甩 15° ~ 45°，然后向右甩 15° ~ 45°，前后连续 8 次，第 9 次回复原位，节拍同前。注意左右甩头时两边用力要均匀。持续 1 分钟。

③ 左右扭头 头向左扭转 45°～90°，接着向右扭转 45°～90°，各 4 次，节拍同前。头部尽量向后扭转，但用力不宜过猛，以免损伤颈部肌肉等组织。

④ 向左划圆 头从左向后、右、前、左连续划 8 个圆圈，每转完 1 圈为 1 拍节奏，转完 8 次后回到原位。持续 1 分钟。

⑤ 向右划圆 头从右向后、左、前、右连续划 8 个圆圈，每 1 圈为 1 拍，转完 8 次后，回到原位。持续 1 分钟。

以上5节通过头项部前后左右多方位的活动，疏通颈部经脉，保证血液向脑部的输送。

⑥ 前俯后仰 头与上身向前下俯 45°～75°，接着再向后仰 15°～45°，每个动作为 1 拍，共 8 拍。注意保持重心的平衡，后仰幅度不宜太大，以免跌倒。

⑦ 左右摆动 头与上身向左摆动 45°～90°，接着向右摆动 15°～45°，共 8 拍，持续 1 分钟。

⑧ 左右扭动 头与上身向左扭动 45°～90°，接着向右扭动 45°～90°，共 8 拍，持续 1 分钟。

第6～8节是通过头部的活动带动躯干上肢的运动，以舒展胸阳，宽胸理气。锻炼时，肩部、手部不要僵硬紧张，全身宜放松，随头颈部的转动而自然运动。

最后全面放松2分钟。

这套动作简单，易学易练，每天可做1次，动作由慢到快，高血压患者动作幅度不宜太大。

## 九、10分钟单侧益智操

### （一）活动左半身开发右大脑

人的大脑分左右两部分，其中左半脑支配右半身的感觉和运动功能，右半脑支配左半身的感觉和功能。《内经》提出"左病治右，右病治左"的针灸缪刺法，认为凡是左半身的病变，可以针右半身经络的穴位，反之亦然。清代著名医家王清任通过对中风患者口眼歪斜等病症的长期观察发现，凡病左半身不遂者，歪斜多半在右；病右半身不遂者，歪斜多半在左。进而认为人左半身经络上头面从右行，右半身经络上头面从左行，有左右交互之义。

大脑不仅在运动、感觉功能上有分工，而且在语言、意识、思维活动上也各司其职，左半脑主管语言等高级中枢的活动，右半脑起着协助的作用。人们通常是左半脑从事思维、记忆活动，所以若左半脑发生疲劳，就会导致记忆减退，精神疲乏，甚至患神经衰弱。清楚了大脑主管语言、记忆、思维的工作原理和经络在头部"左右交互"的循行特点，我们便可通过增加左半身（尤其是左手和左足）活动的方法开发大脑右半球，促进左右大脑的协同作用，增进智力。这也是为什么"左撇子"的智力水平普遍较高的缘故。科学家们认为，加强左侧肢体的活动，是开发大脑智力的一个有效方法。

### （二）单侧益智操

本套单侧体操便是根据上述原理编排的。坚持锻炼，能提高大脑的工作效率，使记忆力得到明显增强。

**1** 手部操

① 举臂操

站立位，两足稍分开与肩同宽，两眼平视前方，两手自然下垂。接着，左手紧紧握拳，左臂用力弯曲，慢慢地上举，手臂上举到最高位时，慢慢地曲臂，再回到原来的姿势。（图3-100～图3-102）

如此重复进行数次。注意动作平稳，呼吸自然、均匀。

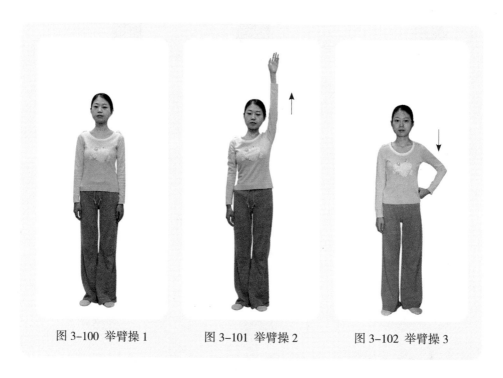

图 3-100 举臂操 1　　　　图 3-101 举臂操 2　　　　图 3-102 举臂操 3

② 划弧操

保持直立姿势，将左臂向左侧平举，然后将左臂上举，注意使身体保持平衡，头部不要偏向一侧，左臂上举到最高位置后，再以相反的顺序回到原来的姿势。（图3-103～图3-105）

整套动作要求连贯，做到一气呵成。反复数次。

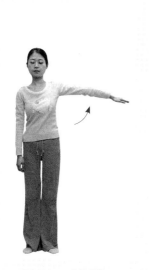
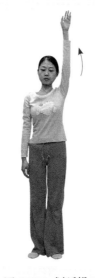
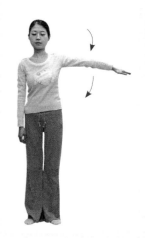

图 3-103 划弧操 1　　　　图 3-104 划弧操 2　　　　图 3-105 划弧操 3

## ② 足部操

### ① 抬腿操

仰卧位，两腿伸直，两手平放于身侧。接着，将左腿伸直上抬，当上抬至与地面垂直时倒向左侧，但不能碰到床沿。然后，再依相反的顺序回到原位。（图3-106、图3-107）

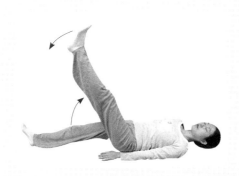
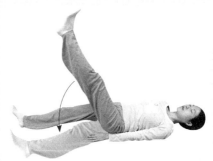

图 3-106 抬腿操 1　　　　　　　图 3-107 抬腿操 2

注意腿应伸直，不要弯曲。反复数次。

② 侧卧位

直立位，慢慢向左侧倾倒，以左手和右脚尖支撑身体，使身体倾斜，笔直横卧。然后弯曲左膝后起身，回到原来的姿势。反复数次。（图3-108、图3-109）

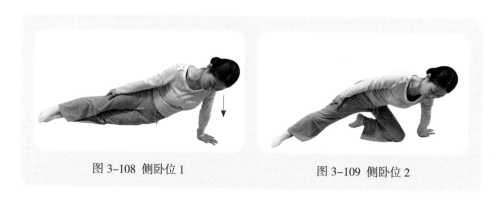

图 3-108 侧卧位 1　　　　　　图 3-109 侧卧位 2

③ 俯卧位

俯卧位，跷起脚来，模仿俯卧撑姿势，用腕和脚尖部分支撑身体。然后屈臂，同时将左腿向后上方抬高，右臂尽可能地不用力，再慢慢地重复屈伸手臂2次。（图3-110）

开始时做3次动作即可，一段时间后，可增加到8次或更多。

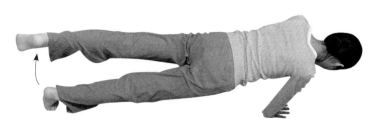

图 3-110 俯卧抬腿

Chapter

{ **4** }

第四章

气功健脑术

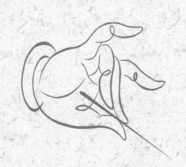

# 一、10分钟智能功内功

智能功是灵宝通智内功术功法中的一种，对激发人体的潜在功能，增强大脑的思维能力，有较好的作用。

智能功是以盘坐为主的静功，以修炼人的思维能力为主，它既不"意守"，也不"守空"，而是把意念放在处理问题上，使修炼者出现超人的判断能力，并能快速地处理问题。

智能功分四个阶段。

## （一）回婴忆望

上坐后，根据自己的习惯找到最自然最舒适的体位。

初练时，自然盘坐，上身正直，两眼平视，渐收神元，舌抵上腭，闭唇，上下牙齿轻轻叩住，两手握拳置于膝上，拳心向上。思维集中后即可开始做功。（图4-1）

先用判断的形式来处理杂念，即杂念袭来时，一定要给它一个明确的判断，如"明天家里没米了，去买还是不买？"结论一是去买，二是不去买。有了结论，杂念就被处理掉了。结

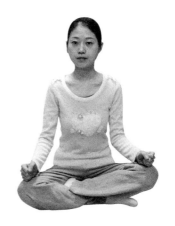

图4-1 回婴忆望

论下得越明确、越果断、越迅速，入静效果越好。实际上，这种处理杂念本身就是对修炼者思维能力的一种特殊训练。

当杂念一个个被处理掉，就开始进入入静阶段。此时大脑里可能出现各种幻觉，看到一些飞禽走兽或林木花草等景象，还会看到一些已经死去的人或曾经做过的事，甚至回到了自己的童年。这是因为你的思维发生了倒转。不用害怕，由它去变，但每出现人、物或景象时，一定要把它认清楚，看仔细，绝不能轻易放过。

## （二）真假分明

"回婴忆望"阶段以后，在回忆的过程当中会自然入静。这时，有人可能看到自己的骨骼、眼睛、嘴巴、头甚至内脏。这时千万不要惊奇，不要害怕，不要动作，一定要认真细致地去观察、去辨别，看看自己身上的骨头到底有多少块、是什么形状、什么结构。就像研究人体解剖那样去研究它。这就是以后练"内视"功能的基础。这一过程，古人给它命名为"真假分明"。

## （三）神志清清

当以上思维倒转和内视自身两个阶段过去之后，可能出现一些小动物在向你接近的幻觉。最常见的如老鼠、黄鼠狼和一些带毛的动物。这时，你不用害怕，也不要理睬，更不要出现动作，任其自然这些小动物就会自己离去。这是因为人在做功时，到了一定阶段，身体会发出一种带有一定频率的生物电。这时，你的神志一定要十分清醒，坚持做功。

## （四）知我前程

"神志清清"过程消失后，你的意念就要转入一个更高级的阶段，你可以进一步有意识地去训练思维，但又不能胡思乱想，这便产生了一个"立题"的问题。如果说"杂念"是过去生活中发生的零乱事物在头脑中的反映，那么"立题"主要是指在未来生活中所要解决的问题。立题的目的是为了通过做功来妥善解决问题。这是思维训练的主体部分，至关重要。

怎样立题？可以把日常生活中难以解决而又必须解决的重要问题明确地提出来。怎样解决？专心致志思考这个问题，认真地想解决问题的方法，经过一段时间的思考，难题多半会被解决。

如果说第一、第二个过程是大脑思维的"内收"过程，那么第三、第四个过程就是大脑思维的"外发"过程。这是两个相互对立又相互统一的完整过程，是对大脑思维的一种特殊训练。坚持不懈地做功，就能达到健脑益智的效

果，并对大脑神经系统的调整和身体的康复有益。

修炼"智能功"者多出现"肢体百动"的情况，这时千万不要害怕，应尽心修炼，任其自然。这些自发功都有自己的运动规律，也是本功法"意气合一，意到气合""气功体动"的一种表现。

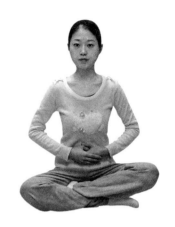

自发运功平息之后，修炼者会停止在一个特定的手势上。这时应把手慢慢地收回，用"八卦子午"式手法开始静坐。这时才是"人体之定"的开始，也就是古人所说的"还神"阶段的开始。（图4-2）

图4-2 知我前程

每节功大约2分钟，静坐2分钟，修炼时间共10分钟。如果有时间可以继续静坐，没有时间者可在自发功前收功。

# 二、10分钟延年益智功

延年益智功起源于龟息益寿功和贯气明智玉球功，《健康百事通》记载为"明智益寿玉球贯中功"，后有人简称为"延年益智功"。

## （一）龟息益寿功法

### 1 功法

本法采用站势，左右脚尖分开，呈扇形，相距四趾宽，重心落在脚跟部，双手掌合十，置于胸前膻中穴处。二目微闭，舌抵上腭，全身自内向外，自上而下放松。以鼻式呼吸，气如丝延绵不断，缓缓由鼻喉吸入内脏，经胸腹达丹田，局部有温热感。呼吸时，气沿鼻翼两旁降至丹田。反复呼吸10次。

**②** 要求

**1** ▶ 呼吸时应缓慢、轻细。

**2** ▶ 气息应逐渐变缓，即每分钟呼吸频率降低，慢慢吸入缓达小腹，自然流畅，不可用力。

**3** ▶ 练功时要求排除杂念。

**③** 适应证

早衰者。

### （二）贯气明智玉球功

**①** 功法

**①** 调身

两脚开立同肩宽，重心落在涌泉穴上，两手交叠在脐下1.5寸的气海穴上，男左手在下，女右手在下。要求含胸拔背，二目微闭，唇留一隙，舌舐上腭。闭目沿脊柱内视丹田，全身内外由上至下逐次放松，气沉至足。（图4-3）

**②** 调息

要求呼吸自然，不可用力，不得憋气。先开百会吸气，经印堂向下，沿鼻两旁降至中前丹田气海穴后气沉丹田。连续调息3遍。

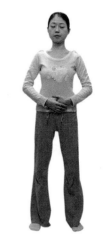

图 4-3 贯气明智玉球功 – 调身

（3）调心

以躯干中线为轴心，意导气行划弧组成5个球形。要求按照先四肢后躯干，先左后右，先上后下以及阴降阳升的原则进行意念环球。成球过程中，应六根清净，排除妄念。若生气感，顺其自然。

（4）发功

待调身、调息、调心后，静候内气运转所产生的外动现象，也可以经有素质的气功师点大椎、命门、丹田等穴，以促发功。一旦发功，双手不必再捂住丹田，可以放开手足自由活动。

（5）收功

待动作由大至小最终停止后，可行收功。搓热双手做洗脸动作9次，由上至下抚双臂每侧9次，收胸揉腹9次，自大腿到小腿拍击双下肢9次。

② 适应证

智力低下者。

③ 注意事项

本功宜在清晨或睡前，到较为宽敞平坦的地方练习。饥饿、过饱、过劳、发热、患精神病者、孕妇不可练此功。

# 三、10分钟健脑功法

脑是人体的主宰，是中枢神经活动的起源，常做气功可保健大脑。

## （一）保健按摩

① 练法

脑静、身松、思想专一。两手搓热，劳宫相对，合掌用自己之气，放于神

庭，两手分开，掌心紧贴面部，手指相随，用意向下按摩至颈。两手分开沿颈两侧至颈椎，两手向上推，导引气血养脑，手指轻按百会，补神宁静，下至神庭为1周，连续做12周。

**②** 功能

用两手劳宫之气按摩，可以改善脑部气血供应，消除大脑疲劳，恢复脑的功能，并有预防脑血栓、脑中风及降血压的功能。

## （二）旋揉太阳

**①** 练法

太阳穴与头脸、面部有密切关系，是重要穴位，最敏感的面神经和三叉神经密布此处。以两手大拇指指腹旋揉太阳穴，顺时针旋揉，范围由小到大共12圈，再逆时针旋揉，范围由小到大共12圈。

**②** 功能

调节中枢，放松各部位神经，解除大脑疲劳，提高脑的功能，刺激面神经和三叉神经，振作精神。对头昏脑涨有奇效。

## （三）清脑提神

**①** 练法

上步功法做完后，全身气血通畅，两手气感充沛，十指胀盈，用十指腹轻叩头面，由后向前经面到颈是1周。连续叩击3分钟，头面各处均叩到。

**②** 功能

此功法用十指之气，轻叩震动，使疲劳迟钝的大脑恢复思维功能，活跃中

枢神经系统，能清脑提神，振奋精神。

## 四、10分钟超觉静思健脑法

超觉静思法是日本川畑爱义博士创编的，与我国静坐气功相似。其作用正如川畑爱义博士自己所述："超觉静思是使大脑充分发挥功能的最高技术。"超觉静思是这样一种技术，它能够巧妙地激发大脑左半球的力量，去影响右半球，从而使右半球最大限度地发挥思维能力。超觉静思是控制意识的钥匙。

本法可分静坐（调身）、调整呼吸（调息）和真言（默念字句）3个阶段。

### （一）静坐

名曰静坐，实是调身，即按一定要求调整身体姿势。调身的姿势与我国静坐姿势大同小异，理为一类，都是"从形入心"。坐姿可为正坐、结跏趺坐和半跏坐几种，不必拘泥，可采用我国惯用的静坐姿势，以舒适安宁为准。一般静坐5分钟。

### （二）调整呼吸

采用腹式呼吸，双眼微合，可配合数息法来集中精力。

### （三）真言

真言阶段要求双手搭成"天地人一体之相"（双手合十，置于胸前），然后默念真言，即默念一些良性语言，真言"应该尽量选择包含自己的愿望，并能使自己产生信心的句子"，"使关键词和自己融为一体，就一定会开拓出一条成功之路"。真言实为默念字句的方法，它是一种"精神安定法"，是一种"精神胜利法"，其关键是"应该使自己和那句真言融为一体，而且必须使真言成为自己的第二知觉，使一定成功这句话充满身体的所有细胞"。

## 五、10分钟真气运行法

### （一）真气运行法的机制

真气运行法，通过调息入静，内向意守，心不外驰，注意力高度集中等，对内进行调节，使大脑皮层逐步进入内抑制状态。肌体由"神机"之静，调动"气机"之动，人体在各脏腑组织间进行调节，从而增强大脑功能，使阴阳达到平衡。本功法简便易行，老少皆宜，安全可靠，还可以开发儿童智能，增强儿童视力。

### （二）功前准备

**①** 姿势

真气运行法的练功姿势有行、立、坐、卧等形式，中、小学生练功可采用容易接受的平坐势。

> **平坐势的练功要求：**
>
> 坐在高低适度的凳子上，高度以两腿着地后大腿与地面保持平衡为度，小腿垂直于地面，两腿之间的距离以能放置两拳为准，手心向下，放在大腿上面，姿势自然，肌肉尽量放松。两眼微合，面带笑容，上下齿相对，舌尖上翘，轻抵上腭，两耳听觉尽量收敛，用意念去听自己的呼吸。

**②** 呼吸

调整呼吸是真气运行法锻炼的主要环节，在练功摆好姿势后，要在意念的控制下调整呼吸，做到呼吸均匀，徐徐自然。

### ③ 放松

在练功前，要将全身肌肉放松，特别是大脑神经和人的心理状态应由紧急反应过渡到松弛反应，达到全身舒缓、松柔、和谐。开始练功时要用意识从上向下，从头到脚按顺序引导放松，其顺序依次是头部→颈部→肩部→两手；头部→背部→腰部→两腿→两脚→胸部→腹部。反复放松3遍后，用意念贯注全身，令全身放松，经过初步调理轻松安静后，便可开始练功。

## （三）五步功法

### ① 呼气注意心窝部

目不外视，耳不外听，心不外驰，慢慢地把意念集中起来，每次呼气，意想这口气随呼吸的速度不快不慢、轻松自然地送到心窝部，吸气时任其自然，不加任何意识和动作，这样周而复始地反复进行。每天练习1次，经过1周，绝大多数的人可感到心窝部沉重和温热，这是真气集中的表现。

### ② 意息相随丹田趋

当第一步功法取得效果后，便可以意念使气随呼吸延伸下沉，慢慢地送到丹田（要自然下沉，不要勉强，以利于培养真气），练功者此时常会感到食欲增加，肠鸣、矢气增多。

### ③ 凝神蓄意守丹田

当第二步功做到丹田有明显温热感时，要把呼吸有意无意地止于丹田，呼气时不要再向下送气了（这一点很重要），呼吸要顺其自然，

只将意念有意无意地守在丹田部位加以蓄积、培养。练功每至于此，术者常感到丹田温热的感觉越来越明显。

④ 通督勿妄勿助

当真气在丹田聚集窜动时，勿妄勿动，顺其自然。当真气充实到一定程度时，即会向下游动过会阴，通尾闾，沿脊柱上行，这时也应任其自然，不必用意识去引导。随着真气自然地运行，可上行过命门、夹脊、玉枕、风府等穴到达头顶百会穴，然后由头顶向下，通过印堂至人中、龈交，与任脉相接。在这段时间里，练功者要加强信心，解除一切疑虑，坚持练功，一心一意守住丹田。练到这步功时，练功者大都体会到会阴（在前阴和后阴之间）跳动，命门气动，头部紧张，头皮发痒，舌尖颤麻等。不必惧怕，待督脉打通后，上述症状自会消失。做功者感到精力旺盛，睡眠好转，记忆力增强。

⑤ 元神蓄积育生机

当真气贯通任、督二脉后，表明练功已功到渠成，此时练功就不必拘于一定的形式。在日常生活中，稍有空闲时间便可练功，稍加留意便能凝静，练功时间也可灵活安排，要行则行，要止则止，只要抓紧时间多练，就能达到精神愉快、生机旺盛的境界。

五步功法的锻炼，能增强大脑皮层的功能，加强内分泌的调节功能，使脑细胞的开发利用率得到提高，坚持锻炼能身心健康、精力充沛。

（四）收功

五步功法完毕后，身体仍然保持轻松自然的状态，调匀呼吸，舌头用力搅动数次将口中津液吞咽下去，一二分钟后即可结束全套功法。

# 六、10分钟益智动静功

益智动静功是一种良好的益智安神、养心健身的自我锻炼方法。通过自然有规律的振动，使全身肌肉放松，减少外界环境对大脑皮层的不良刺激。整套功法动中有静，静中有动，从而达到阴平阳和，气血流畅的效果。对精神衰弱、用脑过度、轻度高血压、围绝经期综合征等皆有效。

## （一）功法

### 1 预备势

两脚平行同肩宽，两膝稍屈略收腹，头部平直如顶碗，含胸直腰松胯，沉肩垂肘弯掌。手指微微张开，眼睑轻轻垂下，舌头轻抵上腭，重心移至足跟。务必使身体轻松舒适，呼吸要自然、匀细、深长，心要静下来。

### 2 震桩

两膝微微弯曲震动，带动全身沿上下方向震动，使全身放松，足跟频频受压。震动频率每分钟120次，震动1分钟。

### 3 甩袖

在震桩的基础上，左右手轮流前后甩动。甩动幅度由小到大，当手甩至身体前面时，顺势轻击腹部，甩至身体后面时，顺势轻击骶部。随着甩动幅度的加大，依次击腹部、骶部、腰背部、肩背部。

### 4 松肌

渐渐停止震动和甩袖，恢复原预备势。全神贯注，以意松肌，内松脏腑，外松肌骨，形神俱松。次序：头→颈→肩→臂→胸背→腰→腹→腿→膝→胫→足底足跟。

⑤ 养丹

意守丹田，丹田在脐下1寸左右，深入腹中约1.5～2.5寸，精神集中，吸气时默想"静"字，呼气时把意识注于丹田。呼吸之气与内气运行要配合一致。

⑥ 守穴

患者可选取太溪、三阴交等穴，用意念守穴。

⑦ 漱津

意守舌下金津、玉液两穴。舌根可略动，使津液分泌增加，然后分数口徐徐咽下，意念送至丹田。漱津半分钟。

⑧ 击鼓

双手徐徐抬起，食指、中指、无名指自然弯曲，以中指为主，其他二指为辅，对准头部穴位，轻快地叩击。叩击时应以腕部活动带动手指，频率每分钟约120～140次。叩击顺序是耳上角孙→耳前听宫→额角太阳→前额攒竹（同击睛明穴），然后边叩击边后移至顶部四神聪、枕部玉枕、颈部风池。

⑨ 浴面

两手掌搓热，浴面10次，约半分钟。

⑩ 收功

轻睁双眼，舌离上腭，散步活动半分钟。

（二）注意事项

练功前风纪扣、腰带、手表、眼镜等宜除去。排净大小便。鼻塞时影响呼吸，不宜练习本功法。

练功不宜在过饥过饱时进行。练功期间饮食要调匀，忌油腻、辛辣。天热时最好饮半杯淡盐水再练功。

## 七、10 分钟脑保健功

此套脑保健功具有增强大脑新陈代谢的功能。

① 端坐，右手握拳，以拳眼轻叩前额1分钟，再以拳眼轻叩头顶1分钟。

② 以拳眼轻叩喉部1分钟。

③ 用左右手之掌侧同时轻敲后颈根（风池穴），各1分钟。

④ 低头后缓慢地抬头，持续1分钟，幅度可以大一些。

⑤ 向左、右肩部侧头，每边各1分钟。

⑥ 头向左后、右后轮流各转半分钟。动作宜缓，用力适度。

⑦ 用双手抓头皮，直至发热，约1分钟。

⑧ 双手搓热后擦面、颈及耳垂，直至发热，约1分钟。

## 八、10 分钟强身醒脑三田合一法

三田合一法具有强身醒脑、祛除疲劳的功效。

练功时可采取自己所喜欢的任何一种姿势，但无论坐势或是卧势，都必须做到"三田"合一，即在意念中，上丹田、中丹田和下丹田在一条直线上。

上丹田即囟脑门（初生的小孩头上跳动的地方）。中丹田即肚脐往里3/10，肚脐跟命门是相对的，所以中丹田即命门往前7/10这个点。下丹田即会阴穴（阴茎或阴道与肛门连线中点的位置）。

练功时，先意守下丹田，待上丹田有蠕动感后，上下呼应，气汇中丹田。

内向意守，心不外驰。三田合一后，物我两忘，心随意驰，疲劳顿消。

## 九、10分钟强身健脑三球自一功

此法具有强身健脑的功效，可以祛除疲劳。

### （一）姿势

两脚站立并齐靠拢，脚尖脚跟都要直，两手中指扣在肚脐边缘，两手心贴着肚脐边的天枢穴，少海穴（在肘窝横纹侧端与肱骨上髁之间）贴着章门穴（章门在第11肋游离端的下缘），往上一抱，像抱着一个球（把自己的躯干和腹部当成一个大球，抱起来），觉得身上是个圆的东西。（图4-4）

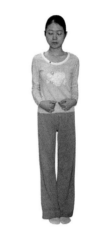

图 4-4 三球自一功姿势

### （二）意念

肘要贴紧，抱要抱紧，把自己端起来，然后想象两脚踩着球，两脚心自然内扣。两手抱个球，两脚踩个球，头再顶个球，3个球成一条直线，这时候叫"束身"，感觉自己长高了，还要继续抱紧，别让这个球跑了，3球成一条直线。练功以后，觉得百会穴与会阴穴在一直线上，感到仿佛迷糊了，连自己什么样都忘了，再睁眼时，疲劳全消除了。

收功时，将头顶的球忘了，脚底下的球忘了，原来抱着的球没有了，这样就算收功了。

## 十、10分钟安神水火既济功

此功法具有安神功效，专治失眠。

取站立势。两脚平行站立与肩同宽，两手十指相对，中指相接，对准膻中

穴，眼睛看着中指尖。

意念想肚脐发热了，然后想肚脐后面的命门也发热了，再想脚心的涌泉也发热了，这样反复多次，做10分钟左右。

整个动作全凭意念想3个穴位发热，因此要清楚这3个穴位的位置。膻中穴在两乳当中，如果是妇女，可取在胸骨正中线上的第4肋间平齐处的位置。命门穴位于第2、3腰椎棘突间，居督脉。涌泉穴即5个脚趾屈曲时，足心前正中出现的凹窝处的位置。

练习时，意到气到，全凭心意用功夫。眼神看着中指尖，意念想着守肚脐，肚脐眼就会发热，暂时不热没关系，老想着它、守着它，不用多久就会发热。然后想命门，命门也会热了，前后都热了。再想脚心，气才下去。脚心一热，头脑就醒了，这是通过练功，水火济济和心肾相交的原因。

失眠症严重的人，可在床前做。做完躺下就能安稳地入睡了。练功的时候全身要放松。

# 十一、10分钟醒脑功

此套功法主要适用于脑供血不足的患者。脑供血不足的主要原因是心肾不交，引起头晕心慌。醒脑功就是通过功法练习，使心肾相交，水火相济。气功界称之"调坎填离"，坎属水，离属火。

两脚站立与肩同宽，松肩坠肘，两手自动抬起，中指相接。（图4-5）

意念想命门与肚脐有往后收相贴之意，意想命门与肚脐的时候，气会在督脉与任脉中运行。意想命门，气由督脉上升，督脉是由会阴起始，往上到尾骨，到脊背，到头顶，到人中穴。意想肚脐，气由任脉下降，任脉是从唇下往下到胸，

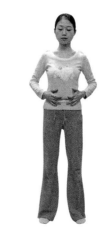

图 4-5 10 分钟醒脑功

到腹，一直到会阴，任脉督脉二脉一通，下边是肾水升上来，上边是心火往下降。脑髓的产生是由肾决定的，肾脏功能正常，才能产生脑髓，这叫坎中满。现在中指相接，这里面是圆的。意念想命门，就感觉督脉之气往上升。两脚站的距离、宽度与肩井穴上下垂直，井口对准水源，水就可以上来，所以一想命门，水就往上起，起到极点，肚脐往后收，跟命门相贴了，稍微一想肚脐就瘪下去。

练功时，想命门的时间要长，想肚脐的时间要短，这样来回收缩。因为一想命门，肚脐就瘪，也就是说肚脐往后收的时间越久越好。督脉一提升，脊椎就热，脑子就清醒了，血液上得很快，叫督升任降。可肚脐要鼓的时候，气下沉不能老下沉，下沉久了，就要休息。

最后是收功。松肩坠肘，两手自动分离，再静一静。手心朝下，手尖朝前，想手心浮在水面上，这时感到脚面很厚，这叫"水火相济"。然后将手腕放松，想想两手、两肘、两胯、两膝、两足，全身随之轻松爽快，然后就可以任意散步了。

# 十二、10 分钟健脑安神 330 运手功

此套功法具有健脑安神的作用，主要治疗失眠、神经衰弱等症。因本套功法共做动作330次，所以叫"330运手功"。

## （一）练习方法

① 坐势

② 调理任脉

1 ▶ 左手小鱼际从胸口轻轻地往下划，手心向下划到肚脐，手背翻转朝上，以大鱼际从肚脐划到阴毛处。（图4-6）

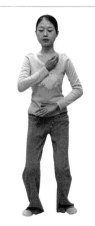

2 ▶ 接着，右手做相同的动作，也是小鱼际从胸口轻轻地往下划，手心向下，待划到肚脐时，将手背翻转朝上，以大鱼际从肚脐划到阴毛处。如此左右手轮换着各做50次。

图4-6 调理任脉

**③ 挠脚心**

静坐，全身放松，用左手掰着右脚，手大拇指和脚大踇趾合，手小拇指跟脚小踇趾合，即5个手指和5个脚趾是结合的，然后用右手挠左脚的脚心，从脚趾挠到脚后跟算1次，左右脚各挠100次。

挠脚心很重要，挠时不要使劲，似粘非粘，越轻越好，使右手食指、中指、无名指跟左脚二趾、三趾、四趾说话似的。只有似粘非粘，才有刺痒感，目的是勾引阴气排出，一有刺痒感口水就出来了。

**④ 搓腰骶**

两手心从腰间往下尾骶骨缝中间下滑，到臀部往外分到环跳，然后放松，这算1次，反复搓30次。

运手功可以将阴气、邪气排出，换回来阳气，所以又叫"排阴存阳"法。

**（二）功能**

330运手功主治失眠，神经衰弱等症。每天睡前洗完脚坐在床上就可以依

法习练。此功练法不拘一格，你可以依上述顺序练习，也可以先搓后腰3分钟，而后再挠脚心3分钟，翻转大、小鱼际4分钟。但所有的动作都是轻松舒展的，全身肌肉放松，很轻松自如地做，不一会儿就能入睡。

## 十三、10分钟还精补脑功

该功法强调把握人体"气"的动向、引气入脑，借以增慧，适宜于从事脑力劳动者。其所需时间少、功法简单、易学易做、无偏差。

### （一）守一入静

站立或坐于静处，将注意力集中于自身或外界一点上，也可集中于一句田园诗词上，留此一念以排除万念，逐渐实现诸念皆无，基本关闭大脑意识。此时，大脑进入一种安静的状态，不是睡眠而胜似睡眠，对于脑力的恢复可超过相同时间的睡眠若干倍。入静时下腹部关元处感觉到麻、热、胀、痒，初练时也有不明显者。

### （二）守"慧中"

"慧中"是头部的一个穴位，在两眉之间正中处，由此点拉一直线连接后脑勺，其靠近慧中1/3处为泥丸。在完成守一入静功之后，可用意念将关元处蓄积的元气贯入泥丸，达到补脑增慧的目的。

### （三）练慧功

在第二步的基础上，将气引至手心，然后捧气贯入头顶的百会穴，或用意将天空清新之气引入百会穴，使这些气经脑穿髓而下，至尾椎后返还大脑，反复洗髓，久之神爽气顺，脑清目明。

以上3步功法，任何一步都有增慧益智的效果。

## （四）收功

在准备结束练功时，要将气引回下腹关元，然后让其自然散去，调匀呼吸，慢慢结束全套功法。

# 十四、10 分钟调息爽慧功

脑力劳动者缺乏锻炼，加之过度思虑，常使气机阻滞，经络不通。本功法根据中医"人与自然相通应"的原理，通过调息及意念，使全身毛孔开合有度，借以疏通经络，调畅气机，从而醒神爽慧，消除疲劳，增进智力。

## （一）练功姿势

端坐，双手手心向下平放在膝上。二目微合，闭口，周身放松，摒弃杂念，排除周围环境的干扰，意守中丹田（两乳之间膻中穴）。

## （二）开合毛窍

完成上步功法后，开始注意调整呼吸，使之均匀和缓，不必追求深长。此时意念随呼吸想象皮肤毛孔有节律地开合。即吸气时默想胸廓扩张，皮肤毛孔张开，吸入自然界的清气；呼气时胸廓压回，同时由皮肤毛孔将体内浊气排出，然后毛孔关闭。如此反复均匀地呼吸，胸廓如同风箱一张一缩，周身毛孔如同气道一开一合，使气机通畅，营卫和调。

## （三）气循丹田

练完上步功后，意想全身毛窍关闭，胸中已充满清气，然后用意念将气引至下丹田（脐下1寸半处）。其方法是吸气时意守下丹田，呼气时想象胸中之气沿任脉（人体前正中线）下行至小腹（下丹田），至感觉小腹充实，发热时止，一般向下引气不得少于3次呼吸。初练时，小腹可无明显发热感。

## （四）收功

完成上述功法后，微微睁开双目。这时练功者会感到头脑清醒，周身舒适，精神大振，神清气爽，可提高学习效率，增强大脑思维。

# 十五、10 分钟健脑气功

健脑气功是陈殿利同志编创的，它是根据气的物质性、能量性、信息性的特征，引丹田气通玉柱，冲击脑干、大脑皮层，增强大脑智能的一种功法。适用于大、中、小学生及其他从事脑力劳动的工作者。

## （一）预备势

### ① 功法

采用坐势或站势均可。

坐势　臀部的1/3或1/2坐在椅子或方凳上，头正直，轻合目，舌抵上腭，似笑非笑，松肩含胸。两手轻轻放在大腿上，腰部自然伸直，上中下丹田成一线。两足平行分开，与肩同宽。身体自然依次放松：头部→胸部→腹部→大腿→小腿→两脚。意念在会阴穴，默念"松"字。

站势　两手自然下垂，两脚与肩同宽，双膝微屈。其他姿势与坐势相同。

### ② 功理

通过舌抵上腭，似笑非笑，松肩含胸及意守会阴，使身心处于松静自然态。

## （二）搓手揉阳

**1** 功法

两手自然抬起置于胸前，掌心相对相合，柔力摩擦，意守劳宫穴10秒钟左右。然后将两手分开，劳宫穴贴在耳的外侧，揉动3次。而后双手向上缓慢移动，大拇指放在太阳穴处，其他四指放在头维、本神穴部位，用大拇指先按顺时针方向，后按逆时针方向旋揉太阳穴。意守太阳穴，默念"清"字。

**2** 功理

通过搓手、耳和按摩太阳穴，舒通手三阳、手三阴经络，刺激大脑和五脏六腑。揉太阳是本势的关键。太阳穴位于眉梢与目外眦之间向后约1寸凹陷处，属于经外奇穴，具有清脑益智的作用。

## （三）转颈摇头

**1** 功法

两手自然下移，指尖相对，掌心向下，张臂扩胸与肩平，缓慢从胸前导向下丹田，两手轻放在大腿上。接着，先按顺时针方向转动头部，然后再按逆时针方向转动头部。意念在颈椎，默念"活"字。

**2** 功理

通过颈椎的转动，使人的感觉器官不断受机体内外环境的刺激，感受器兴奋以后，转化为神经冲动（这里主要是下束颈神经冲动）。神经冲动通过传入神经元传入神经中枢，再经过中间神经元传至大脑皮层。同时，意念的支配作用也使大脑内部发生相应变化及联系。这一势的要领，要体现三个字，即缓、慢、柔。另外转颈时，前后左右都要到位。

### （四）塞耳叩法

**1** 功法

两手缓慢从胸前抬起，放在两耳侧，用食指塞住耳孔，其他四指弯曲相合，微合嘴，匀速叩齿。意念在玉枕穴，默念"通"字，大约2分钟。待口中津液满口时，一次以意送入下丹田。

**2** 功理

通过塞耳、叩齿、合目、闭嘴，使上丹田气不外泄。从中医学理论讲，肾生髓，开窍于耳，肾精不足则头晕耳鸣，眼无光亮，健忘失眠。由于塞耳能固摄肾气，叩齿刺激了大脑的部分区域，做完这个动作后，一般都会出现头清眼亮的感觉，必然会提高大脑的功能和效率。

### （五）理焦通柱

**1** 功法

两手与肩平，指尖相对，掌心向下，缓慢从胸前导向下丹田，意念在中脉。然后把手放在大腿上，眼睛内视，依次是头部、胸部、腹部、会阴部。然后调整呼吸，吸气时，意念在百会穴，默念"升"字，呼气时意念在会阴穴，默念"降"字，大约2分钟。经过一段时间，自感百会与会阴穴间有一通道相连，这个通道，道家叫玉柱。鹤功派叫中脉。

**2** 功理

焦指三焦，上焦心肺，中焦脾胃，下焦肝肾。这一势的作用是通过呼吸的调整舒理三焦，贯通玉柱。通过调整呼吸调整自律神经，进而调整大脑和全身。

### （六）贯气安神

**① 功法**

两手捧气从胸前缓慢托起，贯入百会穴。然后张臂扩胸与肩平，掌心向下，从胸前导向下丹田。两手掌交叉，左手在里，右手在外，掌心贴在下丹田处，意念在下丹田。而后手与腹部先按顺时针方向，后按逆时针方向转动，各约30秒钟。最后默念所选择的要诀，约1分钟。

**② 功理**

这一势是收功，通过把气贯入百会，导入下丹田，达到稳气守命安神的目的。

# 十六、10分钟意念强记功

气功能增强人的记忆力。相传，少林寺始祖达摩法师在五乳峰一个天然石洞中面壁参禅。历经9年，终于息心静气，万念皆空，能将平日所诵之咒语经文如斧凿刀刻般牢记在心，并彻悟其义。

练功时，全身处于松静的状态，平静的大脑易于集中注意力，有利于条件反射的建立和巩固。同时，在气功功能状态下，通过自我调节，人体创造了一个有利于思考和记忆的内外环境，是记忆的最佳时刻。此时，若配合气功功法，将所需诵记的内容用意念送入大脑，则能铭记不忘，提高记忆效果，通常把这种方法称为意念强记功。

### （一）10分钟气功形象控制法

本功法通过形象控制增强记忆，效果明显、功法简单，初学者不需很长时间便可学会。

**1** 放松人静　立位或坐位，调匀呼吸，吸气时意想自然界之清气从百会而入，呼气时意念由百会分别沿腹面、背面和两侧下行，直达涌泉，使全身放松。每次 10 分钟，练习1周，待心情平静，精神轻松愉快时，即可开始练第 2 步功。

**2** 形象控制　在以上锻炼的基础上，注视眼前半米处的字母"A"或实物（如热水瓶等），直至闭眼后 5 分钟实物形象仍未消失。再练数字、单词等，需记什么就练什么。但开始宜简单些，否则会走神，或过于紧张。每天坚持练习，一个多月后使形象控制得到加强，再转练第 3 步功，每次练习 10 分钟。

**3** 意念默记　先叩齿 36 下，搅海漱津，分 3 口将满口唾液用意念慢慢地咽入丹田默念"丹田充实""元气大增""还精补脑""头脑清醒"。接着在面前浮现"A"字，平伸左手，掌心向上，对准"A"字，将所需记忆的内容用意念配合呼吸，把字从劳宫穴吸入丹田，化作元气贮存起来，而后印记在脑海。每次练习 10 分钟。

**4** 联想记忆　通过以上 3 步形象强化练习后，可进入形象联想记忆。练功者坐位或卧位，轻闭双眼，调息入静、呼气时意念

使气流向四肢，然后默念"心明眼亮""头脑宁静"，再回想轻松愉快的往事，以及学习和工作的片段，使需要记忆的内容得到进一步强化。

练习此功法后，可使头脑清晰，精力充沛，学习内容过目难忘。

## （二）10分钟吐纳记忆功

功法特点：在练功过程中，将需要记忆的内容，按一定方式配合呼吸的起落和停顿，有节奏地用意念默诵。这种记忆方法能增强记忆的节律性和趣味性，避免平时记忆活动中可能产生的单调重复。

**1 功前准备**

（1）姿势

端坐、站立或睡卧均可，其姿势要求与一般气功的要求相同，关键是要求松静、自然。

（2）呼吸

采用腹式呼吸，保持自然、和顺的状态，其呼吸趋于深、长、细、匀。

**2 功法**

在调整好姿势，全身放松和呼吸均匀后，排除杂念，意守丹田，片刻之后开始记忆。

如果所要记忆的属于初次背诵，通常可微开双眼，看一句背一句。即在吸

气至丹田时，用意念随吸气默念第一句，再随呼气默念第二句。呼气完毕稍停顿后又随吸气丹田，默念第三句，呼吸默念第四句，依此类推。如记忆的内容较长，可先分段分节，而后采取联合记忆与分段记忆配合，没有必要从头到尾一次记完、记熟。在记忆中，一定要心平气和，每次吸气和呼气要平稳有节奏，呼吸和意念默读的速度要配合协调，趋于同步。10分钟为1次。

如果对所要记忆的内容已有初步印象，此时为了熟背或加深记忆，可轻垂双睑。配合吸气默念第一句，句子随吸气流注丹田。再配合呼气默念第二句，句子随呼气流出鼻腔。呼气完毕后停顿一下，在停顿时默念回忆下两句，回想起来后，即可按照上法背诵，即吸气时默念第三句，呼气时默念第四句。10分钟为1次。

如果不习惯吸气时默念一句，呼气时默念另一句的方法，也可以在一吸一呼中默念一句。即随吸气默念除最后一字外的一句话，将之流注到丹田，呼气时只默念这句话的最后一字，并将此字拖长默念，使之随呼气流出口、鼻腔。在拖长这最后一字的同时，以及呼气完毕停顿的时候，可默想下一句，这样默想的时间就长一些。

在一篇文章中，句子可能有长有短。为了使意念默读活动和腹式呼吸配合同步，句子长的宜在默读时快些，句子短的则慢些，以保持呼吸的平稳，并使长短参差的句子随呼吸而获得一定的节律。

练习此功法一段时间后，练功者产生一些生理效应，如手、足、小腹、腰部发热，或会阴穴、合谷穴、印堂穴及腹部、腰部和脑后的穴位跳动等。在练功的最佳时刻，术者会产生一种飘飘然的感觉，仿佛周围的一切已不复存在，自己变成一团稀薄的气，此时只有默念的记忆活动随着呼吸上下起落。

③ 收功

练功快结束时，最好能将所记忆的内容从头至尾复习一遍，以利于巩固。然后调整呼吸，采取气功的常用方法收功。

在运用吐纳记忆法时应注意，在整个练功记忆过程中，宜保持轻松、自

然、愉快的情绪，不要过分强记。在十分疲劳，心情不好，有思想负担或牵挂丢不开时，不能勉强地进行气功记忆。需要记忆的内容一般应是已经理解的。

## 十七、10分钟松静助睡功

五代至北宋年间，西岳华山隐居着一位"睡仙"，他就是名扬四海的道家内丹派大师——陈抟老祖。提起他的睡功，真令人叫绝。《坚瓠续集》提到，周世宗曾把陈抟关在房中，想看他究竟能睡几日，怎料一月之后，陈抟仍酣睡不醒。陈抟的睡功又叫锁鼻术，可见气功助睡的确名不虚传，而睡眠是对大脑的最好保健。

练功者通过调心、调息及调身，使大脑入静。意念集中，全身保持舒适、轻松的状态，有助于睡眠和休息。同时，助睡功对脑力劳动者最常患的神经衰弱失眠症也有良好的治疗作用。这里介绍数套以松、静为特点的助睡功。

### （一）10分钟放松入静功

该功法强调全身放松、入静，使人渐渐自然地进入安睡状态。获效快，且无副作用，对治疗神经衰弱和失眠症有较好疗效，可供不同年龄的患者习练。

**1** 练功姿势

白天在室外可采用坐或站立姿势，晚上则仰卧于床上练习并借此导引入睡。

**2** "三从"放松势

**1** 一从：即从上向下沉。具体是从头部"百会"穴起，沿颈部、肩部、胸部、腰胯、膝足，一直引伸到脚底"涌泉"穴，徐徐

下沉。此功法的关键是肩肘要沉，腰胯要松，肩部切忌耸、斜；腰部防止佝、凸；松胯不等于屈膝，更不能突臀，姿势一定要正确。下沉得法，犹如大雁落地，轻松无比。

**2** 二从：即从下向上升。它与"一从"路线相反，即从脚底慢慢升提到顶部。提升时要逐层进行，注意连贯，由轻到重。初练时不宜过分抖动，仅仅是意识上有稍微松动之感。提升得法，好比白鹤亮翅，轻盈舒展，悠然飘忽。

**3** 三从：从后到前含。"含"即含胸之意，双肩先向后再朝前缓缓下沉，双肩转动要一致，对称并呈弧形。要避免挺胸，以免气流散于胸际，含则使气贴于背，利于下沉丹田。

三步功法完后，全身上下、左右、表里、内外各部分都得到放松，周身经络、气血流畅。初练时，"沉""升""含"需依顺序做，及至熟练后，可交叉进行。

### ❸ "四法"入静势

*1* 默念法

数一数数字，从1数到8，反复几遍即可。也可以默念一些容易上口的词句，以6字词句或8字词句为宜，导引大脑入静。

*2* 盯物法

两眼微微睁开，思想集中，排除杂念，牢牢盯住一景物（如花盆、油画等），做到视而不见，使大脑逐渐进入安静状态。

*3* 显象法

先注视一个最感兴趣的景物，然后轻闭双眼，随即追忆、显示该物景象，要做到不断返形，持续显象。注意不能浮"象"联翩，幻景迭现，以免杂念丛生，失去入静之意。

*4* 定点法

选择体内某一点（如穴位），把意念集中到这点上，要求念念不忘"点"，排除干扰和杂念。

上述4势，只选1势进行。在全部练功过程中，可先练放松，再练入静，最好要求松静结合，静中寓松，松中有静，练功时如能配合调意，效果更好。

④ 收功

练完上步功法，不要急于离开，应调匀呼吸，使全身继续保持松静状态，再慢慢收功。若睡前练者，可借其松静的状态安然入睡。

## （二）10分钟催眠功

该功法简单易学，收效较快，随着功法的结束，练功者会自然而然地进入安睡状态。

① 姿势

入睡前，仰卧在床上，两眼微微闭合，呼吸自然，头放端正，下腭微收，两臂舒展放在身体两侧，手心向下，脚自然伸直，脚尖向上，两腿之间稍有距离。

② 功法

放松全身，设想自己正在一片无垠的松软草地上，暖风徐徐拂面，颇有飘然欲仙之感。接着再用意念让全身毛孔敞开，任"宇宙之气"随便出入。待身心松静下来，可缓缓抬起右手轻轻放在肚脐上，掌心对肚脐，稍停片刻，提腕，垂五指，使五指的指端轻轻地挨着皮肤，意在皮肤的汗毛上。以肚脐为圆心，按顺时针的方向由大到小绕转18圈，最大的圈可上至锁骨，下至耻骨，两边至身侧。接着再由大到小，同样绕18圈，绕完最后的最小圈时，方可将手掌

轻轻放在肚脐上，掌心对肚脐，稍停片刻，再放回原来的位置。接着换左手，动作和要求都同右手，只是方向相反。在五指绕圈的同时，应该注意加上轻、缓、麻的意念。这样，随着手指的动作，浑身上下各部位便会产生一阵阵微颤和极舒服的感觉，练功10分钟。

**③ 收功**

练完上述功法，调匀呼吸，待身心稍稳定，即可按自己习惯的睡眠姿势进入梦乡。

### （三）10分钟意守助睡功

本功法主要依靠意念，用意守的方法排除各种杂念，使大脑进入宁静状态，对治疗各种原因引起的失眠症有较好疗效。

**① 姿势**

平卧于床上，两腿伸直，两手自然地放于身体两侧，调匀呼吸，即可开始练功。

**② 功法**

**1 第一步功**

把意念集中于印堂之上，中心直径为5厘米左右的前额部。其意念可以是空无的，也可以是有意识的（即我想那个地方），直至前额出现紧与沉的感觉。本步功法容易实现，其效果反应也快。

**2 第二步功**

在前额出现紧、沉感之后，要使空无意念继续自觉地保留在前额部。这时各种杂念会纷袭而来，在整个过程中，要

123

不断提醒自己把意念拉回到前额部，一直到自觉地催眠意念控制住了自己的意识，思想平静下来，杂念便不再袭来。

在意守过程中，前额部位的紧、沉感随着催眠的深入而逐渐向后脑及枕部传播，以至于整个大脑都有紧、沉感。此时自我感觉脑袋比平时重了许多。

**3** 第三步功

紧接第二步功末尾的延续，头脑自然地进入平静状态，杂念不再袭来。即使有杂念偶然进入头脑中，马上就可以被自己有意识地驱赶出去，最终进入"脑中空空蒙蒙"的上乘境界。此时，除了听觉可以感知外界声响外，机体已经进入假寐之中。只要不是有意识地引进杂念，几分钟内就会不知不觉地进入梦乡。

本功法一般可练10分钟左右。

## （四）10分钟睡功

"睡功"是"灵宝通智能内功术"的一个组成部分。修炼时采取"睡势"，使全身肌肉处于松静状态，通过意念的导引，调节机体，达到体静、脑静，使人安然入睡。该功法有安神养精之功，适合于工作紧张的脑力劳动者及年老体弱的患者。现择其中的"安神势"加以介绍。

**1** 姿势

平直仰卧，枕高以头颈舒适为度，上肢自然伸直，肘关节略屈，手心向下置于身旁两侧，下肢舒伸，两脚自然分开与肩同宽，足尖自然外展呈"八"字。

**②** 功法

两眼向上平视片刻，再把神光渐渐收回两眉中间处，向鼻尖看，一直下视到脐下小腹处。闭目合齿，舌舐上腭，保持深长呼吸，吸气时想气从脐下小腹处通过全身向体外发射。随意念深长呼吸24次后转为自然呼吸，再不要用意念。本功法一般练习10分钟。

**③** 收功

调匀呼吸，渐渐进入睡境中。

### （五）10分钟小周天安眠功

此功法用意念按小周天路线导气运行，使全身放松，思想入静，渐渐入睡。

**①** 姿势

仰卧床上，头、躯干、腿自然放平，两手互搭，手心向下，置于丹田上。

**②** 功法

由鼻深吸一口气，好似用气充满全身，然后用口缓缓呼出。随着呼气，意念全身从头至脚渐渐松静下来，如浮于云雾之中，身体似有若无。再吸气时意念由丹田下绕会阴，沿督脉直至头顶；呼气时意念从头顶沿任脉归入丹田，如此往复，直至入睡。

如果有人不习惯按规定方法呼吸或做手势感到拘束，可随意动作，呼吸也顺其自然。全身放松后，意念先从头顶沿着身躯的前面缓慢下降，到脚尖为止。接着意念从头顶沿身躯背面缓缓下降，到脚跟为止。再接着用意念从头顶沿着身躯的中间缓缓下降，到脚心为止，如此反复，直至入睡。

Chapter

{ 5 }

第五章

# 其他健脑术

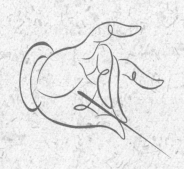

# 一、10分钟梳头健脑术

## （一）梳头也有学问

古代医学著作《诸病源候论》中说："栉头理发，欲得多过，通流血脉，散风湿，数易栉，更番用之。"意思是梳头理发可以疏通血脉、祛风除湿。

进行梳头疗法首先要选择好一把梳子，最好用牛角或桃木质的，梳齿需稀疏秃短而圆滑，齿尖易伤人。

梳理时，应当先从额前开始向后梳，一直梳到枕部（后脑勺之下）。像耙子一样，顺着头皮平梳。一定要贴紧头皮，着力适中，在2分钟的时间内大约梳100次为1回。在发际周围可用梳齿反复快速搔刮，不必记数，以舒适为度。每天早晨可梳5回，当头皮有热、胀、麻的感觉时，说明已达到了要求，可停止梳头。

由于反复梳头，梳齿和头皮不断接触和摩擦，可产生电感应，刺激头皮末梢神经和毛细血管，使神经得到舒展、松弛，同时促进头部血液循环。

梳头疗法有利于头部细胞的呼吸。由于调节了神经功能对大脑产生了有利影响，所以可使人头脑清爽，提高思维活动和记忆能力。此外，梳头疗法对于消除疲劳也有一定的效果。

除了用梳子进行梳头外，还可用自己的手指来梳头。古人认为手指梳头可以刺激头部穴位，使气血疏畅。晨醒、午休后，劳动、工作之余，以两手十指自额部上发际开始，由前向后梳到枕部发际。动作以缓慢柔和为佳，边梳头边揉擦头皮更好，次数不限，时间可在10分钟左右。特别是长期伏案读书或工作，头昏脑涨时，可用手指梳理一番，会顿觉头脑清新，耳目聪明。（图5-1）

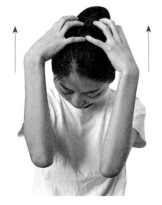

图 5-1 梳头

梳头疗法贵在坚持，时间越长，效果越好。

### （二）梳头健脑术的具体方法

**1** 爪形梳法

双手五指分开，略屈曲，形如爪状，以指端着力于头部，左右上下梳动。可以从左右耳部同时对称梳搔至头顶而交叉，或从前额至枕后同时对称梳搔至头顶而交叉，如此往返操作5分钟。

**2** 指掌梳法

双手五指伸直，用指掌同时着力于头部，从前额至头顶同时或交替梳理，时间为3分钟。

**3** 拳骨梳法

双手屈曲握空拳，用拳的骨突部着力于头部，持续、缓慢地梳理。

## 二、10分钟冷刺激健脑术

### （一）冷刺激可由表及里

当身体皮肤接触冷水后，大脑受到刺激，从副肾中分泌副肾皮质激素和肾上腺素，血管运动神经发出信号传入大脑，大脑指挥心脏，使其跳动加快，将血液大量送出，大脑和身体处于最佳状态，这时大脑反应灵敏，思维敏锐。因此，用冷水刺激的方法可达到健脑目的。

## （二）冷刺激的方法

**① 冷水洗脸**

每天早晨要尽可能用冷水洗脸。冷水洗脸可以通过刺激面部皮肤起到健脑提神的作用。宜每天用冷水洗脸2分钟。

**② 冷水漱口**

每天用冷水漱口1分钟。

**③ 冷水擦身**

每天用冷水从胸背开始一直擦到小腿，可以起到很好的健脑作用。宜每天冷水擦身3分钟。

**④ 冷水淋浴法**

用一桶冷水从头上浇下，冷水刺激后，身体血液加速运行，虽是冬天，却会很快感到浑身暖乎乎的，精神非常爽快。需要注意的是，这种做法不适用于高血压患者。

也可以采取逐步加重刺激的方法，先用冷水浇膝盖以下部分，然后浇到腰部，这种锻炼是非常有效的。用时约1分钟。

**⑤ 脱去上衣接触寒气**

早晨起床后，利用换衣服的时候接触寒气，时间约1分钟。

**⑥ 散步**

冬日散步3分钟或日光浴3分钟，以接受寒冷刺激。

# 三、10分钟促进血液循环健脑术

## （一）大脑供血要充足

大脑反应迟缓是血液循环不畅所致。改善全身血液循环状况，把含氧和其他养分的动脉血更充分地送往大脑，可以提高大脑的工作能力，防止大脑老化。

为了更有效地把动脉血从心脏输送到大脑，必须要锻炼腹肌和腿部肌肉的伸缩能力。在日常生活中，应多做些促使末端血液（特别是下肢末端血液）更快返回心脏的体操，改善血液循环，保健大脑。

## （二）促进血液循环健脑的方法

**1** 用热水烫洗下身

将下身浸在热水中烫洗，约3分钟，可加速血液流动。

**2** 举脚运动

仰卧在床上或垫子上，将手脚举起并微微抖动。持续2分钟。在手脚有些累的时候做此动作，会立刻感到手脚轻松爽快。（图5-2）

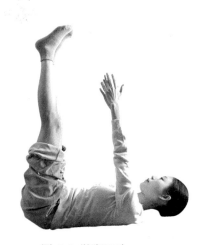

图 5-2 举脚运动

**3** 倒立

一般人做倒立是很困难的，而瑜伽功的"肩倒立"则比较容易，效果也很好。首先仰卧于床上或垫子上，两腿并拢伸直，两手置于身体两侧，手掌贴着床或垫子。然后腹部用力，一边吸气，一边慢慢地将腿抬起，注意不要屈膝。此时，两手扶床或垫子，手指用力将身体撑起。当腰抬到一定高度时，两手扶

腰继续上举，两脚略过头，稍停一会儿，两腿举起并齐成垂直状态，维持30秒到1分钟。（图5-3、图5-4）

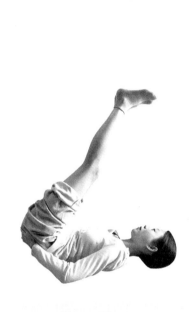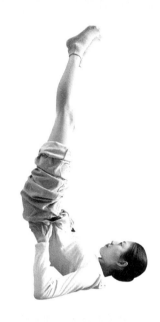

图5-3 倒立1　　　　　　　　　图5-4 倒立2

④ 腹式呼吸

用下腹部力量进行呼吸，呼气时收腹，将气压出，吸气时挺腹，将气吸入体内。持续做4分钟。

⑤ 扎腹带

用具有弹性的腹带扎在腰间，帮助强化腹部收缩与扩张的力度。

## 四、10分钟沐浴祛躁健脑术

洗澡是一种祛躁除郁的健脑术。尽量不把一天的紧张带到第二天，这本身

是一种防止急躁和郁闷的方法，而每天洗澡就能起到这种预防作用。

能够消除急躁的沐浴法，首先要求洗澡水不能过热。许多医生都认为，对于急躁的人而言洗热水澡没好处。一般说来，洗澡水不热就不愿洗是一种衰老的表现。

祛躁沐浴法的要点是要将身体慢慢地浸到温水里。特别是温泉水，水温为28℃，水的热乎劲儿使人有一种泡在盛夏的游泳池的暖洋洋的感觉，非常舒服，有时甚至会使人产生一种要游泳的冲动。这样的温泉水，对治疗神经衰弱症有很好的效果。

在家里洗澡时，水温应在38~40℃，洗10分钟左右。洗澡时，可以悠然自得地哼着歌曲，把其他事情全部忘掉。

在温水里洗澡是祛躁除郁沐浴法中最重要的一点。洗澡时能按下面几点去做，效果更好。

---

**1 认真擦身**

每当遇到不顺心的事，就彻底地洗个澡，把全身每一个地方都洗到，像是把不愉快的心事全都一起洗掉似的。此外还有一种用刷子代替水冲洗的方法，即用保健刷子或用像西服刷子那样硬的刷子，把身体好好地擦一擦，擦到全身皮肤变得通红时为止。

**2 按摩和做体操**

一边洗澡，一边揉捏肩膀和脖子，并活动活动肩部，身体可向前后左右弯一弯，扭一扭。由于洗澡时身体各个部分都比较柔软，所以比平常容易弯曲。

腰部和腿部运动在澡盆外边做，首先屈伸膝部，然后身体前屈。

---

## 五、10分钟锻炼注意力健脑术

### （一）注意力衰退的现象

一般"近来脑子真差劲"的感觉，多数情况是由于注意力衰退造成的。这时看书读报，书报的内容丝毫进不到大脑里去，感觉只是眼睛在字上溜过去。或者尽管听着音乐或别人的谈话，思想也会无意中开小差，去想别的事了。

注意力，作为产生创造力和感性认识的源泉，作为体育和艺术技巧能否进步的关键，是相当重要的。一个人聪明与否，与其说是大脑本身的天赋，倒不如说是大脑能否在一段时间内完全集中在某一点上的能力。为了提高大脑的活动能力和防止大脑功能衰退，要经常留心注意力是否发生衰退，并为此而加强锻炼。

那么，应该怎样来锻炼注意力呢？总的来说，不管采用什么方法都行，但要养成这样的习惯，即每天在规定好的时间里，拼命将注意力集中起来。

### （二）提高注意力的方法

**1　10分钟坐禅术**

每天坐禅10分钟，这10分钟是锻炼注意力（即思想集中能力）的时间。所谓坐禅，就是排除其他杂念，使意念保持集中。长期坚持坐禅，注意力就能得到提高。

练时可采用坐姿也可采用站姿。首先端正姿势，调整好呼吸，然后，默数呼吸次数，从1数到10再回到1。并且，要做到把整个身心都集中在数呼吸次数上。持续10分钟，就会进入只知数数而没有任何杂念的境界。

我们把这种全部精力集中在数数上或者其他事上而毫无其他杂念的境界，叫作无念无思。大脑不会一开始就处于一种什么都不存在的空白状态，反而会有杂念一窝蜂似地涌进来。但是只要某一个意念填满大脑，大脑就无暇再思考

别的事情。正如瓶子里一旦装满了水，就再也不能装其他任何东西一样。所谓无念无思，就是这么回事。

实践证明，坐禅是锻炼注意力的最佳修炼方法之一。

**② 利用节拍器锻炼注意力**

节拍器，是一种弹钢琴时用以测量节拍速度快慢的装置。它像一个钟摆，能发出滴答滴答的声音。课间休息时，把它拿出来听一听滴答滴答的声音，可以稳定情绪，提高注意力。

操作时摆正姿势静坐，使心绪完全静下来，专心听节拍发出的滴答滴答的声音（1分钟响80次的速度，容易使人思想集中起来）。开始听时，声音遥远而微弱，随着注意力的集中，声音变得又近又大，到后来感到声音就像是在自己胸腔里响一样，最后甚至会感到声音就像是从教室周围的墙上和窗户上反射回来一样。当达到这种境界时，注意力会变得特别集中，接着听课，效果一定很好。

也有人用怀表来代替节拍器，把表贴在耳朵上，听秒针发出的滴答滴答的声音。

**③ 10分钟观察线摆法**

把20厘米长的线拴在中间有小孔的重物上，为了使线的另一端捏起来方便，可将线拴在一小块四方形的厚纸板上。然后，轻轻地捏住这小块厚纸板，让圆圈重物垂在自己的鼻尖前，目不转睛地盯着小孔。

# 六、10分钟玩益智玩具促思维健脑术

## （一）玩具的妙用

不少人在上了初、高中后，还时时想起儿时玩玩具的趣事。的确，几乎所有的儿童对玩具都有浓厚的兴趣。父母与孩子一同逛街，孩子们嚷着要去的地

方肯定是玩具商店。

玩具能增强儿童对事物的感性认识，培养儿童的专注能力和锲而不舍的精神。此外，益智玩具还能刺激儿童的感觉器官，激发其分析能力、思维能力和想象力，并可训练儿童实际操作技能等。

## （二）几种传统的益智玩具

### ① 拨浪鼓

最简单的传统益智玩具莫过于"拨浪鼓"。它的主要部件是一个蒙有薄羊皮的小鼓，一根小木棍从鼓腰穿过作为手柄，小鼓顶部用细线缚住两只塑料球，其长度刚及鼓面。玩耍时，只要转动手柄，塑料球就会敲击鼓面发出"咚、咚、咚"的声响，这类玩具适合数月的婴儿戏玩。刚出生不久的婴儿对声音、光线最敏感，因此只要转动小鼓，它所发出的声音便会吸引住婴儿。这种玩具能给予婴儿一种良性诱导，训练其感觉功能，培养婴儿注意力，刺激大脑的发育，每天玩耍10分钟，大有益处。

### ② 铜铃和手镯

民间还有在婴幼儿手腕上套戴铜铃和银手镯，或在婴幼儿胸前佩挂金、银、铜锁的风俗，实际上金属的铃、手镯和锁也是原始质朴的益智玩具。当婴幼儿挥动小手时，铜铃便发出悦耳的声响，吸引他们的注意力。幼儿小手时挥时停，铜铃声便时断时续，引起他们的兴趣。手镯和挂锁则是通过闪闪发光的颜色起到增强视听刺激、促进大脑发育的作用。这些玩具套戴在婴幼儿手腕或胸前，能让他们自由自在地玩耍。

### ③ 七巧板单一图案拼插

孩子长到5岁时，宜玩七巧板。七巧板是用途最广泛的一种益智玩具，由我国宋代的小儿图变化而来。那时候，人们喜欢将桌子用7块分别为三角形、

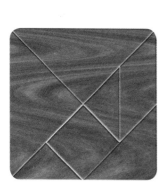

图 5-5 七巧板

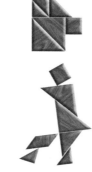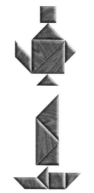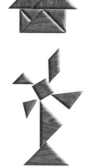

图 5-6 七巧板拼图 1

正方形和平行四边形的木板拼合做成，宴请嘉宾时可将桌子变幻出各种不同的图案，为宴席增添乐趣。将它按一定比例缩小，便成为我们今天见到的七巧板了。拼接的图案变化无穷，可以激发儿童丰富的想象力，所以七巧板又名"益智图"。

七巧板由七块薄木板或纸板组成，将它们拆卸开后，按不同的方式可以组合成各种不同的图案，如人、帆船、电扇、钢琴、茶壶、房子等。（图5-5、图5-6）

孩子们欲拼出上述图案，除了需熟悉这些事物的形态、特征外，还要具有丰富的想象力和熟练灵活的操作技巧。孩子在拼合时，一般应由易到难，先拼出一些简单图案，再过渡到复杂的图案。父母宜在旁观看，适时地给予鼓励，增强孩子的信心，并在一定的时候加以指导。

当孩子们能得心应手地拼合单一图案时，父母可引导孩子利用拼出的图案进行写作训练。此法适合小学一、二年级的小朋友练习。

④ 七巧板复杂图案拼插

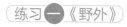 练习一《野外》

 在5分钟内拼出3个形态各异的人、2只山羊和4只鸭子。（图5-7）

**步骤2** 5分钟看图说话或作文。要求写出内容大意：野外，有一位老爷爷蹲在小河边钓鱼，两位小朋友在树下看书学习，两只山羊在绿色的山坡上吃青草，4只鸭子在河里快乐地游来游去。

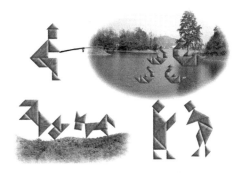

图5-7 七巧板拼图2

练习二《追鹅》

 在5分钟内拼出跑动的人、鹅、奖杯、照相机。（图5-8）

**步骤2** 看图说话或作文。要求写出内容大意：一位"红领巾"听说邻居老大妈的鹅丢失了，他立即跑到田野四下寻找。找呀找，终于把它找了回来。老师夸他做得好，并发给他一只奖杯，小记者们还在颁奖仪式上为他拍照留念。

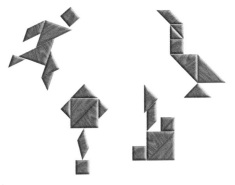

图5-8 七巧板拼图3

**5** 堆积木

积木也属于益智玩具。积木包括长方体、正方体、圆柱体等不同形状的小木块，儿童可利用它们搭制各种形状的建筑物。搭出的物体或形状规整，或造型奇特，可培养儿童的创造才能，并使儿童对重心、平衡、对称等概念有一定的认识。

## 七、10分钟搞小发明健脑术

### （一）小发明健脑的机制

所谓小发明，就是搞些实用性发明，比如对办公用品或者厨房用品等提出新设想并进行改进等。只要坚持每天思考，就一定会取得好的结果。同时，这种思考本身就会使人愉快。

"每天想一想"对于提高智力是非常有效的。只要坚持思考一件事，最后总会迸发出令人吃惊的智慧来。回顾以往各种各样发明的例子就能知道，几乎所有的发明者都是每天拿出一定的时间来思考那个问题。一开始想出来的主意往往价值不大，然而这些主意正是成功的基础。就在你又气又恼的时候，一个新的设想就可能突然涌现出来，最终成为出色的发明，并使人有一种"为什么这一点我开始没有发现"之感。因为这种发明或发现，都是思想成果的长期积累与大脑不断受到锻炼相结合的产物，利用搞小发明可以不断地使用大脑，使之更聪明。

### （二）小发明的课题

小发明的课题，可以说俯拾皆是。凡在日常生活中感到"真讨厌"或者"真不便利"的事情，都是小发明的课题。例如早上穿衬衫时，"吧嗒"一下纽扣掉了。当然觉得"真讨厌"，可是还应这样想想："且慢，这一碰就掉的纽扣，难道不该想想办法吗？"又例如，下雨天，拿着雨伞进入大楼后，伞上的雨水滴下来把漂亮的地毯弄湿了。当你觉得"这可糟了"时，还应当想一想："别急，在这种情况下，难道没有立刻让雨伞停止滴水的办法吗？"

上述问题有了头绪后，往后每天都应拿出一段时间来继续思考。

就拿前面讲的雨伞的例子来说吧，只要用袋子把雨伞一套，问题大体上就解决了。但是如果到此为止就满足了，是搞不出小发明来的，也起不到锻炼大脑的目的。应该在这个基础上，思考还有没有更好的办法。如果按每天一个办法来计算，一个月就能想出30个办法来。这样一来，思想就会产生一个飞跃，

大脑也会得到锻炼。

坚持搞小发明，会使你感到人活在世上充满了幸福，看到了生活的意义。

# 八、10分钟赏花健脑术

## （一）赏花健脑的机制

清晨，信步走入花园，阵阵花香随着微风袭来，会立即使人感到清醒许多。鲜花会使人产生无限惬意的感觉。鲜花以其绚丽的颜色、形态和馨香，净化了自然界的空气，美化着环境。赏花也能达到健脑益智的作用。

鲜花的颜色对脑功能有显著的影响。如牡丹、芍药的华丽颜色，能使人产生热烈、欢愉、动情的感觉；兰花、山栀、水仙、茉莉花的素雅洁白，又使人感到沉静、高雅、朴实。不同的颜色使人产生不同的感觉，这是由于各种颜色以不同的波长，通过视神经作用于大脑，引起不同情绪反应的缘故。

因此，赏花益智，首先需对花的颜色进行挑选。人们把颜色分为两种，一种为暖色，一种为冷色。暖色包括红色、橙色、黄色等，具有较强的刺激性，能使大脑皮层兴奋；冷色有蓝色、绿色和紫色，其刺激性相对较小，使大脑皮层相对平静，可消除大脑疲劳。因此欲增强大脑功能，提高学习和工作效率，宜多看暖色类的鲜花，如菊花、玫瑰、芙蓉花、牡丹花等；欲使大脑得到休息，消除疲劳，宜多看冷色类的鲜花，如栀子花、水仙花、玉兰花、郁金香等。当然由于每个人对颜色有不同的爱好和感受，例如有的人偏爱暖色，多看暖色的鲜花能激发大脑功能；有的人酷爱冷色，多看冷色的鲜花，工作效率反而提高。因此，因人而异地选择赏花品种对健脑更为有效。

鲜花散发出的不同香味，可使人产生异样的感觉。水仙花与莲花的香味使人感到温情脉脉，紫罗兰和玫瑰花的香气令人愉快爽朗，橘子和柠檬的香气使人兴奋欢愉，而茉莉花和丁香花的气味使人沉着冷静。

人们还发现，一些花草发出的特殊香味还可清爽头目、醒脑健神，有助于增强智力，提高工作效率。在书房或卧室里栽种一种叫作"吉祥草"的植物，闻其香味可明目强记、开窍醒神、预防健忘。

使用鲜花健脑益智，应对花的色、味、作用进行综合考虑，不必追求名贵花种，但求能起到宁心安神或醒脑开窍等作用即可。

## （二）几种赏花健脑益智处方

**1 香花安神**

一些香花如合欢花、兰花、茉莉花、百合花等，能发出淡淡的幽香，常嗅使人神志安定，心绪宁静。烦躁易怒、性情急躁的人宜多观赏，在晚间嗅之还可治疗心烦不眠等症。

**2 香花定志**

梅花、菊花、迎春花、水仙花、兰花等，或给人以坚韧不拔，不屈不挠的形象，或使人发出"出淤泥而不染，濯清涟而不妖"的赞叹，皆以其形色感人。经常观之，能坚定信念，陶冶情操。

**3 香花解郁**

牡丹花、芍药花、桃花、梅花、紫罗兰、柠檬花、茉莉花、兰花、山栀花、桂花、郁金花、合欢花、芙蓉花等，以其鲜艳的花色、浓郁的芳香赢得人们的青睐，其色赏心悦目，其香沁人心脾，有疏肝解郁之功。

**4 香花增智**

一些香花如菊花、兰花、茉莉花等，形状虽娇小，却能散发出一种

清香的气味，数米之外皆可闻及，具有辛香开窍、醒脑强神、明目益智的作用，能使人思路清晰、反应敏捷、动作灵活。若清晨或课间、工间嗅之，能消除大脑疲劳，提高工作效率。

使用香花、香草健脑益智，早在古书上就有记载。古人在看书、习字、弹琴时，常在书房上点燃一支香，阵阵幽香使人感到精神清爽，这正是利用了香草健脑益智的原理。

# 九、10分钟音乐健脑术

## （一）百音汇聚的世界

自然界百音汇聚，既有雷鸣电闪撕破夜空时的轰鸣声，又有风吹时叶管发出的"呜呜"声；既有凶禽猛兽殊死搏斗时的怒吼声，也有黄昏时召唤迷途羔羊的"咩咩"声。没有声音，世界将陷入一片死寂。

最早的音乐便是模仿自然界的声音创造出来的。人们创造音乐，主要是用来表达人类的感情，就像用诗歌咏物言志一样。同时，音乐也能感化人的性情，使人听后因它而悲、而喜、而忧、而怨。

## （二）音乐的奇妙功效

**1** 音乐安神

轻悠缓慢的旋律与柔绵婉转的乐章，大多具有安神宁心和镇静催眠的功效。这类曲调大多缓慢、音调起伏变化不大，较少使用颤音、顿音、滑音等，配乐也较简单，一般由强变弱，直至声音完全消失。

如梁代古曲《幽兰》即是一首较好的安神曲。这首曲子通过音乐描绘深山幽谷葱郁馥香的兰花，使人听之如身临其境，有宁静、馨香之感，更能体会到

古人所说的"芝兰生于深谷，不以无人而不芳"的意味。其结构短小精炼，曲调清丽，委婉幽雅，尤其适合于心烦狂躁、失眠、偏激的人听。

再如印度尼西亚民歌《宝贝》，也是一首较好的安神催眠方，这首歌表现了母亲对孩子无限的深情，给人以恬静、安宁的感觉，形成一种安全、静谧的氛围，具有较好的催眠效果，并对受惊吓刺激的儿童有安慰作用。吟唱时由强到弱，由清晰变模糊，直至声音慢慢消失，孩子即可安然入睡。

高度烦恼的人可以听10分钟具有安神宁志作用的歌曲，会起到平和心境、静思宁神的作用。

### ② 音乐醒脑

凡节奏急促、明快，乐感强的乐曲，都有醒神解乏、振奋精神、开窍益聪的功效，适用于紧张的思虑之后所引起的疲乏不适、头胀头晕，或过于单调的工作所致的诸种疲劳不适症。此类曲调大多使用强音，并配有打击器乐。此外，一些以表现大自然风光或少数民族风情为主题的乐曲，也具有清脑醒神的功效。

如新疆民歌《你送我一枝玫瑰花》便有一定的醒神作用。这首曲子用快板演奏，具有跳跃感，令人愉快、兴奋，特别是曲中用了几个半音，演奏起来民族风味很浓，具有清新之感。此曲曾被我国早期著名作曲家黎锦辉先生改编成舞曲，节奏更加明快。

其他如模仿鸟鸣的《云雀》等皆有健脑醒神的功能。

在疲乏、用脑过度、记忆力减退时，听一首振奋性的歌曲，或自己哼上一曲，可以起到醒神之效。

### ③ 音乐解郁

凡是节奏明快具有螺旋式旋律的优美动听的乐章，都具有开畅胸怀、舒解郁闷的作用。情志郁结、情绪低落、闷闷不乐的人听之大有益处。

内蒙古民歌便是典型的解郁音乐方。如胡松华在电影《东方红》中演唱

的《赞歌》。其音域宽广、起伏较大，而且用内蒙古特有的乐器马头琴演奏，听之不由得使人联想到辽阔的大草原和奔驰的骏马，具有舒情作用。老作曲家吕远创作的歌曲《走向这高高的兴安岭》抒情味也很浓。该曲有一段引子，以自由板唱出，第一节和第二小节有两个七度的变化，曲调起伏很大，代表了内蒙古民歌的风格。伴着歌声，眼前似乎闪现出一位骑马的蒙古青年勒住马头，站在大兴安岭上遥望山下辽阔无垠的大草原。此情此景令人胸襟开阔，心旷神怡。

**④ 音乐怡情**

凡是悠扬的旋律和明快的节奏，多能给人以轻松、欣快、喜悦的感觉，从而解除悲哀、焦虑、紧张、郁怒等，使持续紧张的大脑得到松弛，缓解头痛、头晕等症状。

使人轻松愉快的乐曲很多，这些乐曲大多由民间乐器如扬琴、二胡、笛子、唢呐等演奏，曲子欢畅明快、热烈非常。如笛子独奏曲《百鸟行》和《荫中鸟》，就是用笛子模拟清脆悦耳的布谷鸟和黄鹂歌唱。

### （三）让我们边弹边唱

欣赏优美动听的乐曲可以怡情健脑，若由自己弹奏这些乐曲，其益智效果更佳。弹琴是脑力劳动者休息时自娱的一种良好方法，它能通过多种途径达到健脑益智的作用。

弹琴时专注凝神，可以转移和消除紧张思考带来的焦虑心情。弹出的优美和谐的曲调给人以艺术上的享受，使弹奏者进入音乐的高深境界中，从而忘却身边各种忧烦。弹琴还可以训练听力，使两耳变得更加灵敏。训练有素的人能在瞬间弹出的一串旋律中，辨别出半度内的音符误差。如果在练习中能做到边弹边唱，还能协调大脑的功能。此外，弹琴还可以滑利手指，使手指变得更加灵活，有助于智力的发育。从人类进化史来看，手的进化使大脑更加发达，故不少专家学者指出：如果想培养出智力开阔、头脑聪明的孩子，那就必须经常

锻炼他手指的活动能力。一般手指的活动越丰富、越灵巧、越精细，则越有利于发展脑力，弹琴正可以达到上述目的。

无论听曲还是自己弹曲，每天坚持10分钟，一定能达到健脑目的。

## 十、10分钟书画健脑术

### （一）书画怡身心

练习书法绘画技艺，是一种较好的修身养性的方法。

习字绘画，要求精神集中、杂念尽消，心平气和、呼吸匀畅、腕指齐用、意力并施。习字前，可自己用石砚磨墨，不快不慢、力度均匀，这样既可磨出优质的墨汁；又能使心情安静下来，克服急躁的情绪；还可使腕部得到活动，变得灵活轻巧。习字时应当运气于丹田，方能落笔自如，有益于身心。

人们在绘画时，下笔之前往往需凝神片刻，将所要绘画的内容打好腹稿，做到胸有成竹。一旦落笔，则大胆泼墨，一气呵成。如此能抒发情怀，豁达神情，使忧烦顿消。

### （二）书画助长寿

书画可以使人忘却世事、抛掉忧烦、抒发性灵，让思维驰入高深的艺术境界，形成"虚""静"的精神状态，可避免紧张、忧虑、烦躁所带来的不良影响，所以历代书法家、画家大多长寿。

每天坚持10分钟书法或绘画，既能促进身心健康，又能达到健脑益智的效果。

## 十一、10分钟下棋玩牌健脑术

弈棋和打牌，是利用棋、牌类活动达到解除郁闷、畅快心情、开发智力的保健方法。

玩棋牌是一种转移注意力、调节紧张情绪的消遣活动。象棋雅俗共赏，趣味无穷。棋盘上风云息变，气象万千。弈棋之时，心神集中、意守棋局、精诚专一、杂念尽消。若走出一着妙棋，则心中宽快，乐从中生；而一旦局势吃紧，则专意谋略，忘却身外之事。精神上有张有弛，消除了疲乏，客观上起到了较好的调节大脑的作用。

打牌也是一样。几个好友小聚在一起，边打牌边谈天，消除了孤独感，能使精神得到恢复。我们经常可以看到几位退休老人在茶馆、酒楼聚会，或者在有树荫的街道边上打麻将、玩纸牌，谈笑风生。这既丰富了退休生活，又消除了因孤独寂寞带来的不良影响，有效地预防和延缓了老年痴呆症的发生。

## 十二、10分钟散步健脑术

散步是最简便易行的运动，对健脑有很大好处。我国民间许多谚语都指出了散步与健康的关系，如"饭后百步走，活到九十九""每天遛个早，保健又防老"等，可见散步是古今祛病益寿健脑的妙法之一。

散步主要是下肢肌肉的活动，促进下肢血液向上回流至心脏，有利于全身血液循环。通过散步，对下肢肌肉、关节进行锻炼，可防止肌肉萎缩及下肢静脉曲张。

散步时平稳而有节奏地加快、加深呼吸，是对呼吸系统功能的锻炼，使膈肌运动增加，肺活量增大；散步可促进人体新陈代谢，增加人体能量的消耗；快速步行法还会使身体产生低频、适度的振动，提高血管张力；散步还可以缓解神经、肌肉的紧张，改善神经细胞营养，有利于大脑皮层思维性的工作。德国著名诗人歌德曾说："我最宝贵的思维及其最好的表达方式，都是在我散步时出现的。"

## 十三、10分钟慢跑健脑术

慢跑，被誉为"最完美的运动"，正日益成为人们防治疾病的一种手段。

慢跑能加速全身血液循环，调整全身血液分布，跑步时下肢大肌群交替收缩放松，能有力地驱使静脉血回流，减少下肢静脉和盆腔瘀血。慢跑还可使冠状动脉保持良好的血液循环，保证有足够的血液供给心肌，从而预防冠状动脉粥样硬化性心脏病。慢跑能强有力地促进新陈代谢，防止血内脂质过高，预防高脂血症，有助于动脉硬化和冠心病的防治。慢跑还能调整大脑皮质的兴奋和抑制过程，有助于增强神经系统的功能，消除脑力劳动的疲劳，预防神经衰弱。

所以，每天坚持10分钟的慢跑，有助于促进大脑健康。

## 十四、10分钟遛鸟健脑术

清晨都市绿树掩映的林间小道常会见到一幅动人的景象：几棵小树上悬挂着精致的鸟笼，画眉、八哥、黄鹂发出动听悦耳的鸣声；树下，老人们三五成群，或打着太极拳，或做健身操，悠然自得。以鸟为伴、听鸟鸣唱，是老年人晚年生活的一大乐趣。鸟儿婉转的鸣唱和娇憨的神态，可以解除老年人生活的孤独，增强老年人的记忆和思维能力，延缓老年痴呆症的发生。

遛鸟也是一种轻微的体力活动。每天晨曦微露，鸟儿的鸣唱已将老人从梦中唤醒，为了使鸟儿有好"叫口"，老人们常把鸟儿带到河边或公园里，让群鸟在一起竞相鸣叫。鸟儿的声音此起彼伏，清脆悦耳。人们在怡乐中调养了精神，增强了活力。

## 十五、10分钟干擦身健脑术

用毛巾或者健身刷子擦身可以使身体发热、头脑清醒，同时对皮肤也是一种很好的刺激。

可以用百货商店买来的健身毛刷，也可使用丝瓜瓢和半新不旧的毛巾等。摩擦要先从手指开始，然后逐渐向心脏部位靠近，一直搓到皮肤发红为止，否则效果不大。搓擦顺序是手指、手掌、手背、前臂、上臂、肩部、胸部、腹部、背部、大腿、小腿。

这样搓擦一遍以后，身体自然就会感到发热，肚子会因条件反射出现饥饿感，头脑也感到清醒起来。持之以恒地坚持下去，形成良性循环，久而久之能起到健脑的作用。

# Appendix

## 附录

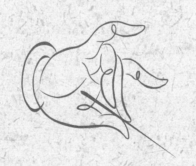

# 附录一 食疗益智方法

自古以来人们就很重视饮食对人体的作用。《内经》强调人以水谷为本。不仅形体必得水谷滋养才能生存，而且神智也不例外，有了饮食五味的充养，才能神旺智灵。正如《素问·六节藏象论》所说，"五味入口，藏于肠胃，味有所藏，以养五气，气和而生，津液相成，神乃自生。"同时，人们在长期的实践过程中认识到，除了一般性的营养作用外，有些食物还具有较为明显的益智养神作用，我们称之为健脑益智食品。

## （一）人乳汁

【性味归经】味甘、咸，性平。归心、肺、胃经。

【功　　效】养心益智，补血，润燥。

【应　　用】

① 人乳热服，能补益五脏，益智填精，生肌肉，长筋骨。母乳是最好的营养剂，对乳儿智力发育具有重要意义。

② 成人神经衰弱、脑力早衰、虚劳羸瘦等症，可以本品配伍人参、熟地等，有补虚宁神作用。

【用量用法】内服：取新鲜人乳乘热饮服。外用：洗澡、点眼。

【按】人乳汁不但含有丰富的蛋白质、脂肪、碳水化合物及丰富的钙、磷、铁、维生素等，而且含大量碳链较长的脂肪。大脑的60%由脂质构成，这些脂质多为长碳链结构，人体自身不能合成，只能靠吸收食物得到。而母乳中所含脂质正好具备碳链长、双键多的特点，所以是小儿大脑发育的最佳营养品。牛奶等含有较高的蛋白质，却很少有长碳链脂质。对于促进小儿大脑发育而言，人乳是牛奶所无法替代的。要培养一个聪明伶俐的孩子，母乳是一种不可替代的重要营养剂。

## （二）龙眼肉

【性味归经】味甘，性温。归心、脾经。

【功　　效】补益心脾，养血安神。

【应　　用】本品具有良好的补益心脾、养血安神作用，适用于心脾两虚、气血不足所致的失眠、健忘、惊悸怔忡等症，对神经衰弱，记忆力下降，脑力衰退等有一定疗效。常配伍当归、酸枣仁、黄芪等，如归脾汤。

【食疗方选】

① 龙眼肉30克、红糖6克或1匙（按此比例配方）。若身体有虚火者，红糖改用白糖。加西洋参3克或太子参10克，同放于筒式瓷碗内，碗口用一层丝棉罩住，每日放饭锅上蒸，可蒸多次食用。每次用开水调服2汤匙，力胜参芪，有大补气血的作用，适用于劳心用脑，心血暗耗，以及产妇虚弱等症。

② 龙眼肉30克、枸杞子24克、桑葚18克，水蒸，加入白糖适量服用。有补心养肝益肾作用，治疗健忘、心悸、头晕、眼花等症。

③ 糖渍龙眼（《随息居饮食谱》）。鲜龙眼500克，去皮核，放在瓷碗中，加白糖50克。反复蒸、晾数次，至其色泽变黑，最后拌白砂糖少许，装入瓶中备用。每次食龙眼肉4～5粒，每天2次，有养心血、益心智、安心神的功效。适用于心血不足的健忘失眠，心悸怔忡以及老年人精神不足，记忆力下降等症。

④ 桂圆醴（《万氏家抄方》）。取洁净的桂圆肉200克，放于细口瓶内，加入60度白酒约400毫升，密封瓶口，每日振摇一次，半月后即可饮用。每日2次，每次10～20毫升。可温补心脾，助精神。适用于虚劳衰弱、失眠健忘、惊悸等症。

⑤ 龙眼粥（《饮食辨录》）。取龙眼肉30克，粳米50克，白糖适量。先以水煮粳米做粥如常法，将熟时加入龙眼肉煮沸，加糖即成。可作早餐食之，适用于用脑过度，心脾两虚所致的健忘焦虑、心悸多汗等症。

⑥ 桂圆莲子粥（《实用中医营养学》）。龙眼肉15～30克，莲子15～30克，

红枣5～10枚，糯米30～60克，白糖适量。先将莲子去皮心，红枣去核，再与桂圆、糯米同煮做粥如常法。食时加糖。可作早餐食用。具有补益心脾，安神益智之功效。凡因心阴血亏，脾气虚弱引起的心悸、怔忡、健忘、少气、面黄肌瘦等症，都可辅食此粥。

【用量用法】6～12克。

【使用注意】性润动脾，便溏者忌服。

【按】本品含葡萄糖，蔗糖，维生素A、B，蛋白质，脂肪。

## （三）荔枝

【性味归经】味甘、酸，性微温，归脾、肝经。

【功　　效】养血益智，生津和胃，散结消痈。

【应　　用】干品有补肝肾、健脾胃、益气血的功效。又治虚损劳伤、脑力衰退、记忆不佳、病后体虚等症。鲜品能生津止渴、和胃平逆。

【食疗方选】

① 荔枝粥（《泉州本草》）。取干荔枝5～7枚，粳米或糯米100克，同煮为粥。具有温阳益气，生津养血的功效。适用于老年人精神不振，脑力衰退及阳虚五更泄泻。可作晚餐服用，连吃3～5天为一疗程。

② 荔枝饮（《天府药膳》）。取干荔枝肉30克，大枣10枚左右，冰糖130克。将荔枝洗净，大枣洗净去核，放入锅内，加水适量，置武火上烧沸，再改用文火煨熬半小时，将冰糖砸碎加水溶化后倒入荔枝汤中搅匀即可。食荔枝、大枣，喝汤。常服此饮，可生津、益智、健脾。

【使用注意】荔枝为甘温之品，阴虚火旺者不宜使用。

【按】荔枝的果肉含有葡萄糖66%、蔗糖5%、蛋白质1.5%、脂肪1.4%，以及维生素C、A、B，叶酸、柠檬酸、苹果酸和多量精氨酸、色氨酸等。

## （四）粳米

【性味归经】味甘，性平。归脾、胃经。

【功　　效】补脾和胃，益精强志。

【应　　用】

①　粳米有补中气，壮筋骨，通血脉，起阳道，益精气，强志意的功效。古人认为多食有轻身美颜、聪耳明目、助神益智之效。各种健脑益智粥亦多选粳米为原料。

②　肌肉消瘦者适用。

【食疗方选】

①　芡实粥，益精强志。

②　莲实粥。

【使用注意】李时珍认为北粳性凉，南粳性温，唯十月收者气凉，可入药用。

## （五）鸽子

【性味归经】味甘、咸，性平。归肝、肾经。

【功　　效】补肾益精，活血解毒。

【应　　用】鸽肉熟食有滋阴补肾，益精养血之功。对精血不足，记忆下降，久病虚羸，妇人血虚经闭，皆有良效。对颅脑外伤后的顽固性健忘眩晕等症，可配以鸽肉汤治疗。

【食疗方选】

①　白鸽一只，枸杞子24克，黄精30克，共炖或蒸熟食用，有补肝肾、益精血作用，可用于老人肾虚，精血不足，脑力衰退之症。

②　芪杞炖乳鸽。乳鸽一只、黄芪30克、枸杞子30克，将乳鸽去毛和内脏，洗净，加入药，隔水炖熟即成。食用时可加食盐、味精少许调味，每3天炖服1次。具有补益脾肾的作用。适应于肾虚精亏、髓海不充之健忘和中气虚弱之体倦乏力等。

【按】本品含蛋白质22.14%，脂肪1%，以及灰分等。

附药：鸽卵

【性味归经】味甘、咸，性平。

【功　效】有补益心肾的功效，可用于心肾不交的心悸健忘，腰膝酸软，疲乏无力，眩晕等症。

【食疗方选】

① 鸽蛋2枚，去壳，加龙眼肉、枸杞子各15克，五味子10克，放于碗内，加水蒸熟，加糖食用。可治心肾不足的健忘心悸、失眠多梦、腰酸遗精等症。

② 益寿鸽蛋汤（《四川中药志》）。以鸽蛋4枚，配枸杞子10克、龙眼肉10克、制黄精10克、冰糖适量。制作方法是将洗净切碎的枸杞子、龙眼肉、制黄精装锅内，加入清水750毫升，煮沸后约15分钟再将鸽蛋打破逐个下入锅内，同时加入敲碎的冰糖，同煮至熟即成。日服1次，连服7日。对肺燥咳嗽、气血虚弱、智力衰退等症有较好疗效。

## （六）鹌鹑

【性味归经】味甘，性平。归肝、肾、大肠经。

【功　效】补益五脏，和中止痢。

【应　用】本品为禽中珍品，体小肉嫩，熟食有补益五脏之功，适用于肝肾不足，精血亏虚的眩晕健忘，筋骨酸软，体弱不耐寒热和小儿先天禀赋不足之五迟五软之症。

此外，本品还有和中止痢之功，与生姜同煮服用效果更好。

【食疗方选】

① 鹌鹑1只，去毛及内脏，加盐及调料煮汤食用。有补五脏，健脑力，壮身体之功效。

② 鹌鹑1只，去毛及内脏，加枸杞子30克、杜仲30克。水蒸后，去药食肉喝汤。可治肝肾不足，精血亏虚之健忘眩晕、腰膝酸软等症。

③ 鹌鹑肉片（《大众药膳》）。鹌鹑肉100克、冬笋10克、水发口蘑5克、黄瓜15克、鸡蛋清半个、调料若干。制作方法是将净鹌鹑肉切成薄片，用蛋清和小豆粉拌匀；冬笋、口蘑、黄瓜均切成片。炒勺内放入猪油，烧四五成热

时，放入鹌鹑肉片，炒熟后用漏勺捞起。锅内放入水，加精盐、料酒、花椒水、酱油、冬笋、口蘑、黄瓜和炒熟的鹌鹑肉片，烧开后撇去浮沫，放入味精，盛入碗内即可。具有补五脏、益心力、健中气的功效。适用于身体虚弱，心、脑等脏腑功能减退诸症。

## （七）麻雀

【**性味归经**】味甘，性温。归肾经。

【**功　　效**】补阳益精，暖腰缩便。

【**应　　用**】本品有补肾阳，益精髓的功效，可用于阳虚精衰，髓海空虚的眩晕健忘、阳痿遗精等症。还可暖腰缩便，适用于小便频数、疝气腰痛等症。

【**食疗方选**】

① 雀儿药粥。麻雀5只，菟丝子30~45克，覆盆子10~15克，枸杞子20~30克，粳米100克，细盐少许，葱白2茎，生姜3片。煮制方法：先把菟丝子、覆盆子、枸杞子一同放入砂锅内煎取药汁，去掉药渣；再将麻雀去毛及内脏，洗净用酒炒，然后与粳米、药汁加适量水一并煮粥，将熟时，加入细盐、葱白、生姜，煮成稀粥服食。具有壮阳气、补精血、益肝肾、暖腰膝的功效。

② 麻雀肉（《食物与治病》）。麻雀3~5只，佐料（茴香、姜、葱、盐）适量。制法：将麻雀除毛扒皮去内脏，置锅中炖煮，同时放入佐料。连汤带肉食之。具有补肾阳、填精髓的作用。凡肾阳不足、精髓空虚的健忘阳痿、腰膝酸软者，可常食之。

【**使用注意**】阳虚火旺者忌服。

## （八）蜂乳

【**性味归经**】味甘、酸，性平。归脾、肝经。

【**功　　效**】滋补强壮，补益气血。

【**应　　用**】本品为工蜂咽腺分泌的乳白色胶状物和蜂蜜配制而成的液

体，是营养丰富的补益强壮食品。有促进新陈代谢，改善智能，提高记忆力，以及防衰老，增强体质的作用。适用于脑力早衰、记忆力下降及体质虚弱者。对神经衰弱、失眠健忘等症有良好的作用。

本品还有补益气血，保护肝脏，补益脾胃等功能，适用于贫血、健忘、心悸等症。

【用量用法】每日100～800毫克，开水冲服。

【食疗方选】

❶ 将蜂王浆配成1%王浆蜂蜜（王浆与蜂蜜配成）口服。4岁以下小儿5克/次；5～10岁10克/次，10岁以上20克/次。对神经衰弱、失眠健忘以及小儿发育迟缓等均有一定疗效。

❷ 目前市面上蜂王浆制品较多，大都具有强壮益智，改善体力和记忆力的作用，也可选用。

## （九）火腿

【性味归经】味甘、咸，性微温。归脾、肾经。

【功　　效】健脾胃、填精髓，养阴血。

【应　　用】适用于虚劳怔忡，食欲不振，健忘心悸等，尚可治虚痢久泻。

【食疗方选】火腿炖鸡。火腿500克，鸡1只，去毛及内脏，洗净加姜、葱、花椒共炖熟食。治虚劳乏力，记忆减退等症。

## （十）狗　肉

【性味归经】味甘、咸、酸，性温。归脾、胃、肾经。

【功　　效】补中益气、温肾助阳。

【应　　用】脾胃阳虚、精髓不足。腰膝酸软，小便清长，阳痿，老人健忘及脘腹胀满等可用之。

【食疗方选】狗肉汤。狗肉1500克，加适量八角、小茴香、桂皮、陈皮、草果、生姜和盐等调料，同煮熟后食用。有温脾肾、实下焦、填精髓的作用。

【使用注意】狗肉性温，非虚寒性疾病不宜食用，炎热的节气也不宜食用。

## （十一）鸡肉

【性味归经】味甘，性温。归脾、胃经。

【功　　效】温中，益气，补精，填髓。

【应　　用】家鸡是老幼皆知的食用家禽。它有较高的食用价值，因此自古以来一直是常用的滋补强壮食品。久病体衰，年老体弱，气血双亏，精血不足，头眩健忘等用之极宜。

【食疗方选】

① 当归杞子汤。鸡肉250克，何首乌15克，当归15克，枸杞子15克。煮熟食肉喝汤。主治心肝血虚、健忘、头晕眼花等症。

② 鸡汁粥。取3~4斤母鸡1只，剖洗干净后，浓煎鸡汁，以厚汁鸡汤分次同粳米100克煮粥。先用旺火煮沸，再改用微火煮到粥稠即可。具有滋养五脏，补益气血之功，可用于年老病弱、气血亏损所引起的衰弱病症。

附药：鸡蛋

【性味归经】性味甘平，归心、脾、肺、胃、肾经。

【功　　效】养心安神，补血，滋阴润燥。

【食疗方选】何首乌煮鸡蛋。何首乌100克，鸡蛋2个，葱、姜、盐、料酒、味精、猪油适量。把鸡蛋、何首乌放入锅内，加水适量，再放入葱、姜、盐、料酒等调料。先用武火烧沸，再用文火熬至蛋熟，将蛋取出用清水泡一下，将蛋壳剥去，再放入锅内煮2分钟，食用时加味精少许，吃蛋喝汤，每日1次。具有补肝肾，益精气，抗衰老的作用。

## （十二）核桃仁

【性味归经】味甘，性温。归肾、肺、大肠经。

【功　　效】补肾益精、温肺润肠。

【应　　用】

❶ 虚劳力衰，神经衰弱，记忆下降等，每天早晚各吃2～3个核桃仁，连续服用有一定疗效。也可配其他养心健脑药同用。

❷ 本品还用于虚性喘咳、肠燥便秘、腰痛脚弱等症。

【用量用法】10～30克，入煎剂。也可油炸、盐煮、糖渍。

【食疗方达】

❶ 糖拌核桃肉。将核桃仁（不拘多少）炒熟、捣碎，拌入适量的白糖即可食用。具有补肾健脑的作用。既可作小儿的副食，也可作为成人的健脑食品。

❷ 核桃仁粥（《海上集验方》）。核桃仁50克（10～15个），捣碎，细大米随食量自定，大米淘净加水适量煮成粥。经常佐餐食用，具有健脑补肾之功，适用于失眠健忘，及小便余沥、白浊等症。

❸ 桃酥豆泥（《大众药膳》）。扁豆150克，黑芝麻10克，核桃仁5克，白糖120克，猪油125克。将扁豆淘净，入沸水煮30分钟，以能挤脱皮为度，放入碗内，加清水淹没扁豆仁，上笼蒸约2小时，待蒸至熟烂，取出滤水，捣成泥。再将黑芝麻炒香，研细待用。热锅烧红后，离火，揩干净，再置火上，放入猪油，待油熟后，即倒入扁豆泥翻炒，至水分将尽时，放入白糖调匀（炒至不粘锅瓢为度），再放入猪油、黑芝麻、白糖、核桃仁，熔化混合炒匀即成。具有健脾胃、补肝肾、润五脏的功能，适用于肾精不足，须发早白、眩晕健忘以及脾虚久泻或大便燥结等症。亦可作中老年人平时的保健品。

【按】核桃仁含蛋白质、脂肪、多种维生素，以及钙、磷、锌等多种矿物质。其中脂肪含量高达68～76%，蛋白质17～27%。据测定，500克核桃仁相当于2500克鸡蛋或4500克牛奶的营养价值。核桃对大脑神经有益，有补脑健脑作用，日本又称其为"健脑食品"。其所含丰富的脂肪、蛋白质、磷、锌，对大脑智力都有良好的影响，是理想的健脑食品。

【使用注意】本品油分多，多食影响脾胃消化，稀便、腹泻、痰火积热、阴虚火旺者忌食。

### （十三）黑芝麻

【性味归经】味甘，性平。归肝、肾经。

【功　　效】补肝肾，益精血，填脑髓，润五脏。

【应　　用】本品质润，长于补益肝肾，滋补精血，填补脑髓。可用于肝肾亏虚，髓海不足，记忆不佳，恍惚失眠等症。可以单味蒸熟或炒香研末服，或与枣膏及蜂蜜为丸服。以桑叶和黑芝麻等分，研成细末和匀，炼蜜为丸，每丸9克，1日三服，每服1丸。用以治疗神经衰弱。本品还可用于精血不足之须发早白，头晕眼花等症。

【用法用量】10～30克，宜炒熟用。

【食疗方选】

①黑芝麻粥(《本草纲目》)。黑芝麻25克捣碎，大米随食量而定，淘净，加水适量煮成粥。经常食用，可补肝肾，润五脏。治疗老年人身体衰弱、失眠健忘、头晕目眩、须发早白等症。孕妇经常服用，有利于胎儿大脑发育。

②芝麻核桃糖蘸（乌发糖蘸）。赤砂糖500克，放在锅内，加水少许，以小火煎熬至较稠厚时，加入炒熟的黑芝麻、核桃仁各250克，调匀，即停火。趁热将糖倒在表面涂过食用油的大搪瓷盘中，待稍冷，将糖压平，用刀切成小块。冷却后即成黑色沙板糖。本品有健脑补肾，乌发生发功效。经常使用，可治疗神经衰弱、健忘、头发早白、脱发等症。

【按】按芝麻分黑、白两种，食用以白芝麻为好，药用以黑芝麻为良。芝麻含脂肪油、蛋白质、粗纤维、糖类、灰分（其中含钙较多）。黑芝麻含脂肪油、蛋白质、糖类、叶酸、甾醇、芝麻素、维生素E、卵磷脂、较多的钙等。

附药：胡麻叶

胡麻叶为胡麻科植物芝麻的叶。味甘性寒，可益气、补脑髓、坚筋骨。

### （十四）海参

【性味归经】味咸，性温。归心、肾经。

【功　　效】补肾益精、养血润燥。

【应　　用】

①补肝肾、益精血。凡精血亏耗，髓海空虚，心脾不足之失眠健忘，眩晕耳鸣，腰膝酸软等症，皆可食之。

②阴虚火燥、赢瘦、便秘等症，皆可用之。

【用　　法】内服。煎汤、煮食皆可。或入丸剂。

【食疗方选】

①红杞子、参鸽蛋。做时将海参2只放在盆内用凉水浸泡发胀后，将内壁膜抠洗干净，用水焯两遍，冲洗干净，用刀尖在腹壁切成菱形花刀，注意不要切透。枸杞子15克，洗净待用。鸽蛋12个，煮熟去壳沾满干淀粉，放入花生油中炸成金黄色，备用。

制作时炒锅烧热注入猪油50克，油八成热时下葱、姜煸炒，倒入鸡汤煮2~3分钟捞出，葱、姜不用；加入海参、酱油、料酒、胡椒面，烧沸后撇去浮沫，移文火煨40分钟；加入鸽蛋、枸杞子，煨10分钟，即成。

本方具有滋阴补肾、益精明目、营养健身之功。用于肾虚之阳痿遗精，腰痛腿酸，尿频耳鸣，肝肾精亏之头昏眼花、视力下降、记忆减退以及身体虚弱或病后体虚等症，均疗效显著。

②海参粥（《老老恒言》）。海参适量，浸透，剖洗干净，切片煮烂后，同适量的粳米或糯米煮成稀粥。常服此粥，具有补肾益精养血的作用。适用于老年人精血不足，髓海不足，失眠健忘，头晕目眩等症。

【按】自古以来，陆有人参，水有海参。海参的营养价值极高，含有较高的蛋白质、脂肪、氨基酸、钙、铁、磷、碘、维生素等，是食疗、健脑珍品。

## （十五）淡菜

【性味归经】味咸，性温。归肝、肾经。

【功　　效】补肝肾，益精血，温阳散寒。

【应　　用】淡菜能补精血，益肝肾。凡精血耗伤，五脏亏虚，健忘眩晕，羸瘦神疲，虚劳吐血等，可煮食。还可作为治疗高血压、动脉硬化的食疗品。淡菜还可温阳散寒，治肾虚阳痿遗精。

【用量用法】煮食。煎汤15～30克。或入丸散。

【食疗方选】淡菜粥。淡菜50克，温水浸泡半日，烧开后去心，粳米100克，加水至800毫升，入油盐适量，煮成稀粥。每日早晚2次，温服。具有补肝肾、益精血的功能。同时，可作为高血压、动脉硬化患者的长期食品。

【按】干淡菜每百克含蛋白质59.1克及丰富的矿物质和维生素，营养价值较高。

【注　　意】阳虚者不宜服食。

## （十六）藕粉

【性味归经】味甘，性平。归心、脾、肾经。

【功　　效】养神益智，养血调中。

【应　　用】本品甘平缓和，老少皆宜，为常用食疗品。可用于神经衰弱，神疲纳呆，心悸健忘，虚损劳伤，泻痢食少等症。可久服。

【用量用法】沸水冲，加适量白糖食用。

【按】含淀粉、蛋白质、天门冬素、维生素C、新绿原酸、多酚化合物、过氧化酶等。

## （十七）鳝鱼

【性味归经】味甘，性温。归肾、肝、脾经。

【功　　效】补虚损，益精髓，强筋骨。

【应　　用】

① 虚劳羸瘦，神经衰弱，健忘失眠等症。

② 风寒湿痹，淋沥等症。

【用量用法】煮食，捣肉为丸或焙研为散。

【食疗方选】

①归参鳝鱼羹（《本经逢原》）。鳝鱼500克去头、骨、内脏，洗净，切丝。当归、党参各15克，用纱布包扎，加水适量，煎煮1小时，捞出药包，加盐和葱、姜调味。分顿佐餐食用，喝汤吃鱼。可补益气血，增加气力，治久病体虚，疲倦乏力，消瘦等症。

②鳝鱼补气汤。鳝鱼1条，去内脏，瘦猪肉100克，黄芪15克，共煮熟，去药调味食。治气血虚损所致的体倦乏力，眩晕健忘，心悸气短等症。

## （十八）莲子

【性味归经】味甘、涩，性平。归脾、肾、心经。

【功　　效】养心补脾，益肾涩精。

【应　　用】本品既能补益，又有收敛之功，最善补益心脾，兼能益肾固精。用于心神不宁、惊悸健忘，以及脾虚腹泻、遗精、带下等。

【食疗方选】

①人参莲肉汤（《经验良方》）。白人参10克，莲子去心10枚，放在小碗内，加水适量泡发，再加冰糖30克，放蒸锅内隔水蒸炖1小时。喝汤吃莲肉、人参，次日再加莲子如法蒸炖服用。人参可连用3次，最后一并吃掉。可治小儿脾虚消瘦，发育迟缓；成人病后体虚，神疲多寐，健忘，自汗，泄泻等症。

②冰糖莲子（《仿膳菜谱》）。取干莲子300克，清水洗净去心，倒入碗内，加开水以淹过莲子为宜，上屉蒸50分钟左右，再用开水冲洗2次备用。把钢锅放在火上，加清水750克，水开后，放入冰糖、白糖各200克。开锅时撇去沫子，然后用净白布将糖水过滤。将莲子倒入海碗。取京糕25克，切成小丁，撒在莲子上，加适量桂花，浇入过滤好的糖汁即成。具有清心安神之功。适用于心神不宁的心烦失眠，以及心火上炎的口舌生疮等症。

③莲子粉粥（《千金食治》）。将莲子去皮，晒干，磨粉备用。每次以莲

子粉15～20克，粳米或糯米100克煮粥。具有养心、益智、补脾、聪耳明目之功。适用于多梦失眠、记忆力减退，及慢性腹泻、夜间多尿等症。

# 附录二　穴位参考图

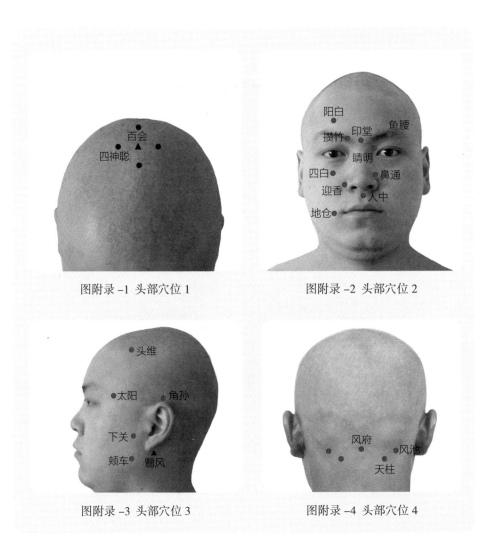

图附录 –1　头部穴位 1

图附录 –2　头部穴位 2

图附录 –3　头部穴位 3

图附录 –4　头部穴位 4

163

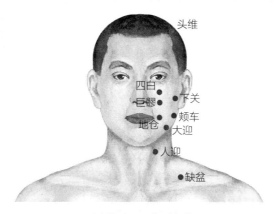

图附录 -5 头颈穴位

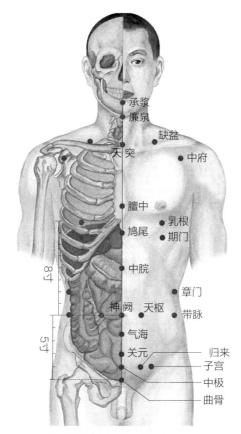

图附录 -6 胸部穴位

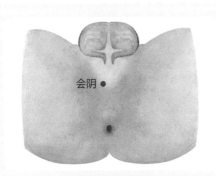

图附录 –7　会阴

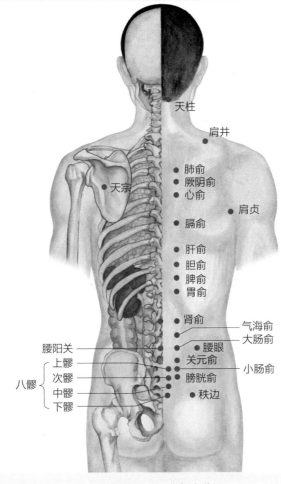

图附录 –8　背部穴位

165

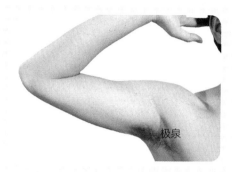

图附录 -9 极泉

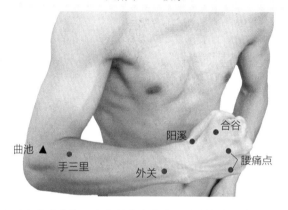

图附录 -10 手臂穴位 1

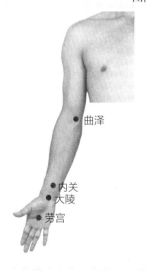

图附录 -11 手臂穴位 2

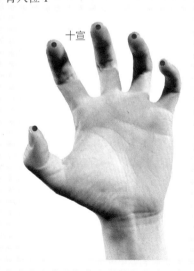

图附录 -12 十宣

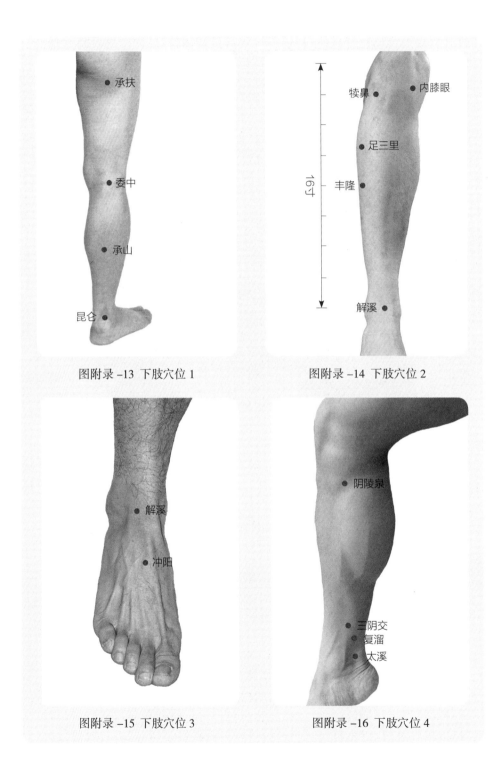

图附录 –13 下肢穴位 1

图附录 –14 下肢穴位 2

图附录 –15 下肢穴位 3

图附录 –16 下肢穴位 4

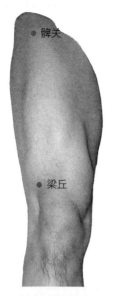

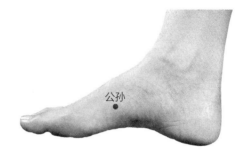

图附录 -17 下肢穴位 5

图附录 -18 公孙

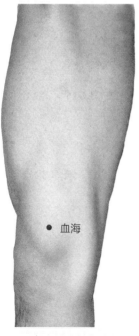

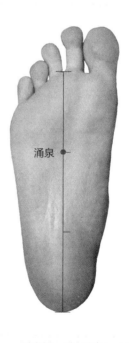

图附录 -19 血海

图附录 -20 涌泉